JINGZHUIBING FANGYUZHI

颈椎病

防与治

（第 2 版）

随着生活节奏的加快、生活方式的改变，颈椎病的发病率逐年提高。那么，究竟是什么原因导致了颈椎病，颈椎病有哪些症状，对于颈椎病我们又该如何预防和治疗呢？哪些才是简便易学、无需特殊设备、不受场地限制、疗效可靠且又经济实惠的方法呢？本书将从运动、饮食、药物、理疗等方面一一予以解答，帮助您全方位呵护颈椎！

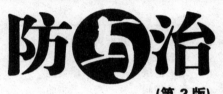

U0309261

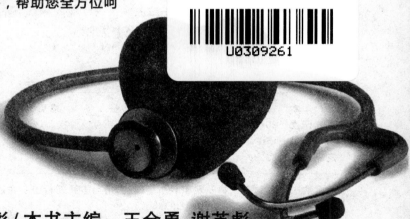

● 丛书总主编：谢英彪/本书主编：王金勇 谢英彪
● 编著：李彦 徐卫华 王家祥 王鸿 汪天夔

内容简介

　　颈椎病不是单纯的颈椎病症,而是一种临床综合征。长期伏案工作的人,如财会、编辑、秘书、电脑操作人员等容易患上颈椎病。颈椎病病程比较长,影响健康,影响日常生活和工作。本书从对颈椎病的认识谈起,主要介绍了颈椎病的科学养生、饮食防治、合理运动以及中西医防治等方面的内容,是一本适合大众阅读的健康教育读物。

图书在版编目(CIP)数据

　　颈椎病防与治 / 王金勇,谢英彪主编 . —2 版 . —西安:西安交通大学出版社,2012.8
　　ISBN 978 - 7 - 5605 - 4457 - 1

　　Ⅰ.①颈… Ⅱ.①王… ②谢… Ⅲ.①颈椎—脊椎病—防治—问题解答 Ⅳ. R681.5—44

　　中国版本图书馆 CIP 数据核字(2012)第 169028 号

书　　名	颈椎病防与治(第2版)
丛书总主编	谢英彪
本书主编	王金勇　谢英彪
责任编辑	吴　杰　王华丽

出版发行　西安交通大学出版社
　　　　　（西安市兴庆南路 10 号　邮政编码 710049）
网　　址　http://www.xjtupress.com
电　　话　(029)82668357　82667874(发行中心)
　　　　　(029)82668315　82669096(总编办)
传　　真　(029)82668280
印　　刷　陕西信亚印务有限公司

开　　本　727mm×960mm　1/16　印张 9.5　彩页 1 页　字数 115 千字
版次印次　2012 年 8 月第 2 版　2012 年 8 月第 1 次印刷
书　　号　ISBN 978 - 7 - 5605 - 4457 - 1/R · 243
定　　价　23.00 元

读者购书、书店添货、如发现印装质量问题,请与本社发行中心联系、调换。
订购热线:(029)82665248　(029)82665249
投稿热线:(029)82665546
读者信箱:xjtumpress@163.com

常见疾病防与治丛书
编委会名单

主　　编：谢英彪

副主编：王金勇　林傲梵　林秉汉

编　　委：（以姓氏笔画为序）

冉颖卓　张金浩　张雪真

金黑鹰　姚奉文　徐　蕾

唐暮白　聂　宏

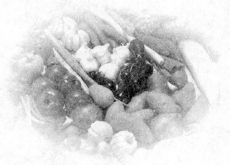

「医者当须先洞晓病原，知其所犯，以食治之；食疗不愈，然后命药。」

——唐代大医学家孙思邈

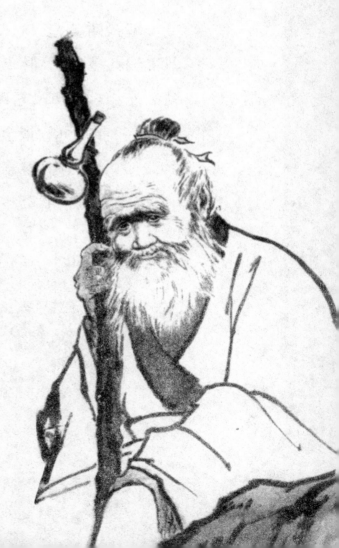

谢英彪 · 2009.10

颈椎病不单纯是颈椎的病症，而是一种临床综合征。随着电脑的普及、办公自动化的广泛应用，人们的工作方式发生了巨大的变化。多数长期伏案工作的人，如财会、编辑、秘书、电脑操作人员等越来越容易罹患颈椎病。颈椎病多见于40岁以上的人群。人体是个统一的整体，病症之间有着内在的联系，如颈椎病及其引起的脑供血不足，可损害大脑，影响智力，还会导致全身多病，未老先衰。

颈椎病病程比较长，影响日常生活和休息。因此，一方面要消除恐惧悲观心理，另一方面要防止得过且过、放弃积极治疗的心态。急性发作期或初次发作的患者要适当注意休息，病情严重者更要卧床休息，在颈椎病的间歇期和慢性期，应适当参加工作，无需长期休息。无论是睡眠、休息，还是学习、工作，都要保持良好的习惯，时刻不忘对颈椎的保护，同时还应加强颈肌的锻炼。

绝大多数颈椎病患者经非手术治疗能够缓解症状甚至治愈不复发。但每一种治疗方法均有其独特的操作、作用和适应证，而且有一定的疗程，需要有专科医师指导。切忌病急乱投医，朝三暮四，频繁更换治疗方法或多种治疗方法杂乱并用，不但得不到治疗效果，反而加重病情。

我们组织了长期在临床第一线的有关医学专家和医学科普作家共同编写了这本《颈椎病防与治》，其目的正是希望人们从生活的方方面面关注颈椎病，摒弃不健康的生活方式，改变不科学的生活陋习，打造良好的生活环境，培育健康的生命，以提高生命质量。本书从对颈椎病的认识谈起，主要介绍了颈椎病的科学养生、饮食防治、合理运动以及中西医防治等方面的内容，是一本适合大众阅读的健康教育读物。

本书内容通俗易懂，文字轻松活泼，使知识性、趣味性、科学性和可读性较好地结合起来，以满足不同文化层次、不同职业、不同年龄读者的需求，也可供基层临床医护人员参考。

愿《颈椎病防与治》成为您和您的家人防治颈椎病的良师益友。

C目录
Ontents

1. 认识颈椎病

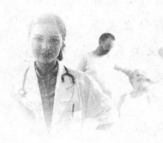

2. 科学养生防治颈椎病

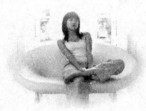

3. 饮食防治颈椎病

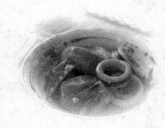

4. 合理运动防治颈椎病

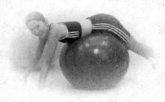

5. 西医防治颈椎病

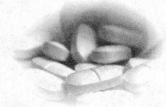

6. 中医防治颈椎病

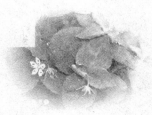

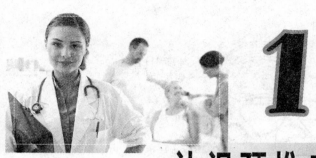

认识颈椎病

✦ 什么是颈椎病

　　颈椎病泛指颈椎部位病变后所表现的临床症状和体征。因颈椎退行性改变引起颈椎椎管或椎间孔变形、狭窄，刺激、压迫颈部脊髓、神经根、交感神经造成其结构或功能性损害所引起的临床表现称为颈椎病。

　　颈椎病不单纯是颈椎的病症，而是一种临床综合征。由于颈椎病的原发病变是发生在椎间盘，有些学者认为以"退变性颈椎间盘突出症"取代"颈椎病"这一术语比较确切，但"颈椎病"的使用已很普遍，所以在临床上仍然沿用这一通俗术语。

　　电脑的普及、办公自动化的广泛应用使管理工作发生了质的变化。多数长期伏案工作的人，如编辑、秘书、电脑操作人员等越来越容易患上颈椎病（颈椎炎、颈椎骨质增生、颈椎间盘突出、颈椎椎管狭窄等均属颈椎病）。

　　颈椎病多见于 40 岁以上的人群。颈椎病可引起脑供血不足，而出现许多相关病症。如颈椎病及其引起的脑供血不足，可能会损害大脑，影响智力，还可导致全身多病，未老先衰。其治疗的关键在于康

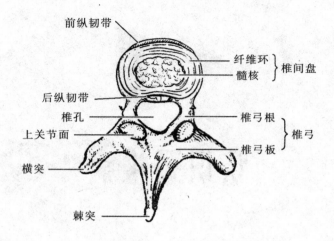

复颈椎病，改善脑供血，高血压血管反应便会自行消失，由此达到多病同治，健脑强身的目的。

何谓颈型颈椎病

颈型颈椎病在临床上极为常见，是最早期的颈椎病，也是其他各型颈椎病共同的早期表现。以颈部症状为主，故又称局部型，主要表现为颈项强直，头颈肩臂疼痛和相应的肌肉广泛性压痛，活动受限。少数患者会出现肩及上肢麻木，并可触及痉挛的前斜角肌等。由于症状较轻，往往重视不够，以致反复发作而使病情加重，不少反复落枕的患者多属此型。

颈型颈椎病，又称韧带关节囊型颈椎病，急性发作时常俗称为"落枕"。该型颈椎病多因睡眠时枕头高度不合适或睡姿不当，颈椎转动超过自身的可动限度，或由于颈椎较长时间弯曲，一部分椎间盘组织逐渐移向伸侧，刺激神经根，而引起疼痛。"落枕"也不排除非颈椎因素，如颈部肌肉受寒出现风湿性肌炎、项背肌劳损或颈部突然扭转等。

何谓椎动脉型颈椎病

因椎动脉受刺激、压迫，造成以椎-基底动脉供血不足为主要症状的颈椎病，如可产生耳鸣、偏头痛、眩晕、猝倒等症状。发病年龄多在 50~80 岁，症状随年龄增长而加重。

在正常情况下，颈部活动不会引起什么症状。但在病理情况下，颈部活动如转头等可导致下列情况：①使一侧椎动脉的血运减少，致使该侧的椎动脉发生扭曲，使管腔变窄，或完全闭塞；②头颈部的过伸活动可以产生椎动脉的供血障碍，如有的患者会因拔牙、全麻插

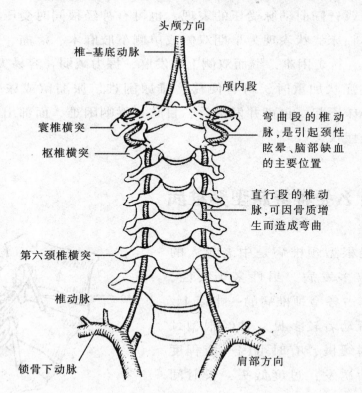

头颅方向

椎-基底动脉

颅内段

寰椎横突

弯曲段的椎动脉，是引起颈性眩晕、脑部缺血的主要位置

枢椎横突

直行段的椎动脉，可因骨质增生而造成弯曲

第六颈椎横突

椎动脉

锁骨下动脉

肩部方向

管、扁桃腺摘除和颈部手术而发病，或因交通事故而发病；③对头颈部施加暴力的旋转手法或做某些特技的转头动作，猛然过度转动头部时都可导致椎动脉的损伤，而在有椎动脉硬化及颈椎病时尤其如此；④当患者患有颈椎畸形、颅底畸形时，其椎动脉也可伴有畸形，由于畸形的缘故，当患者头颈部活动时即可引起供血不足的症状。

什么是脊髓型颈椎病

脊髓型颈椎病以慢性进行性四肢瘫痪为主要特征。

如骨赘发生于颈椎椎体后方中央部分，或骨关节移位，主要出现脊髓受压或脊髓前动脉受压的表现，也可有神经根同时受压的混合表现。具体临床症状表现为早期双侧或单侧下肢麻木、疼痛、僵硬、发抖、无力，行走困难，继而双侧上肢发麻，握力减弱，容易失落物品。

上述症状加重时，可有便秘、排尿困难、尿潴留或尿失禁等症状，或卧床不起，也可并发头昏、目眩、吞咽困难、面部出汗量多等交感神经症状。

什么是神经根型颈椎病

神经根型颈椎病是中老年人的常见病、多发病，男性多于女性，其发病率占各型颈椎病的一半以上。重体力劳动者较多见。神经根型颈椎病起病缓慢，有时可因一定程度的损伤而诱发；过度低头，长时间低头作业也可诱发。临床上可单侧

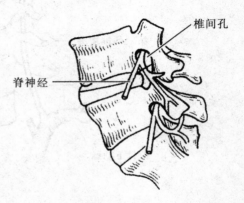

椎间孔

脊神经

发病，也可双侧发病。它是颈椎侧后方的突出物压迫或刺激颈神经根所引起。

本型主要症状是疼痛，多为绞痛、钝痛或灼痛，还可出现颈部功能障碍，影响工作和睡眠。

其他类型颈椎病有哪些

交感神经型颈椎病　多发生在 40 岁以上的中老年人。随着年龄的增大、机体抗病能力的减退、颈部劳损、外伤或局部感受风寒湿邪，均可使颈椎间盘退行性变或颈椎骨关节退变，引起旋转移位；也可因颈部软组织慢性积累性劳损，炎症刺激或压迫颈部交感神经纤维，引起一系列反射性症状。

创伤型颈椎病　颈椎创伤骨折或脱位治愈后，在外因和内因作用的影响下，颈椎骨关节退行性变，骨关节错位，软组织劳损及炎症刺激引起的神经、血管等一系列的病理变化，并产生相应的临床症状，称之为创伤性颈椎病。

延髓型颈椎病　上颈段在外来因素和内在因素的影响下，骨关节、神经、血管受损，涉及延髓，病变以延髓病损为特征。

混合型颈椎病　两种以上类型颈椎病同时存在时，如脊髓型与神经根型两者同时存在，便称为混合型颈椎病；神经根型和椎动脉型混合，也称为混合型颈椎病。也有脊髓型、神经根型与椎动脉型三者混合型颈椎病。

颈椎病的常见症状有哪些

颈椎病是中老年人的常见病，随着人口老龄化程度的日益增加，目前颈椎病的患病率已明显超过以往常见的下腰痛。虽然绝大部分患者症状轻微，或者经过保守治疗后症状改善或消失，但仍有为数众多的重症患者需要综合治疗及手术治疗，因此颈椎病正越来越被人们所重视。

颈椎病的主要症状是颈肩痛，放射至头枕部和上肢，少数患者有眩晕、猝倒，或一侧面部发热、出汗异常，病情严重者双下肢活动受影响，甚至截瘫。一般情况下，患者可出现颈部发僵、发硬、疼痛、颈部活动受限、肩背部沉重、肌肉变硬、上肢无力、手指麻木、肢体皮肤感觉减退、用手握物时常不自觉地落下等表现；有些患者出现下肢僵凝，似乎不听指挥，或下肢绵软，犹如在棉花上行走；另一些患者甚至可以有头痛、头晕、视力减退、耳鸣、恶心等异常感觉；更有少数患者出现大小便失控、性功能障碍，甚至四肢瘫痪。以上症状不会在每一个颈椎病患者身上全部表现出来，常常是仅仅出现其中的部分症状，而且大部分颈椎病患者的症状比较轻微，病程也比较长，所以完全没有必要终日忧心忡忡。

不要误认为颈椎病是老年病，年轻人不会得。也不要认为颈椎病是自然退变，不能预防。

✦ 颈型颈椎病有何症状

颈型颈椎病以青壮年发病居多，少数人可在 45 岁以后才首次发病。主要表现为局部疼痛，颈部不适感及活动受限等。常诉说不知把头部放在什么位置为好，症状常于晨起、劳累、姿势不正及寒冷刺激后突然加剧。早期可有头颈、肩背部疼痛，有时疼痛剧烈.不敢触碰颈肩部，触压则痛，约有半数患者头颈部不敢转动或歪向一侧，转动时往往和躯干一同转动。颈项部肌肉可有痉挛，有明显的压痛。急性期过后常常感到颈肩部和上背部酸痛。患者常自诉颈部易于疲劳，不能持久看书、看电视等；有时可感头痛，后枕部疼痛，或晨起后"脖子发紧"、"发僵"，活动不灵或活动时颈部出现响声，少数患者可出现短暂的反射性上肢和手部疼痛、胀麻。

活动时疼痛加剧，休息可以缓解。颈型颈椎病病程较长，可持续数月甚至数年，且常反复发作或时轻时重。颈型颈椎病实际上是颈椎病的最初阶段，也是治疗的最有利时机。

✦ 椎动脉型颈椎病有何典型症状

（1）**眩晕** 最为常见，几乎每个患者都有轻重不一的眩晕感觉，多伴有复视、眼震、耳鸣、耳聋、恶心呕吐等症状。发作时头重脚轻，站立不稳，好像自身和周围景物都沿一定方向旋转；或感到自身和地面有移动、倾斜及摇摆感。常在头部活动，如头向上仰、突然转头或反复左右转头时发生眩晕或眩晕加重，严重者可发生晕倒或昏迷。有的患者只能向一侧转头，一向对侧转就易导致发作，再转向对侧则又使症状减轻。总之，头颈部活动和姿势改变诱发或加重眩晕是本病的一个重要特点。

（2）**猝倒** 这是本型特有的症状。有的在剧烈眩晕或颈部活动时发生，可突然四肢麻木、软弱无力而跌倒，但神志清楚，多能自己起来。这种发作与头部突然活动或姿势改变有关。

（3）**头痛** 呈发作性出现，持续数分钟或数小时甚至数日。疼痛呈持续性，往往在晨起、头部活动、乘车颠簸时出现或加重。疼痛多位于枕部、枕顶部或颞部，呈跳痛（搏动性痛）、灼痛或胀痛，可向耳后、面部、牙部、枕顶部，甚至眼眶区和鼻根部放射。发作时可有恶心、呕吐、出汗、流涎、心慌、憋气以及血压改变等自主神经功能紊乱的症状。个别病例发作时有面部、硬腭、舌和咽部疼痛、麻木、刺痒或异物感等。因此，与偏头痛的表现相似，有人称之为颈性偏头痛。

（4）**眼部症状** 如视雾、眼前闪光、暗点、一过性黑矇、暂时性视野缺损、视力减退、复视、幻视以及失明等，这些主要是由大脑后动脉缺血所致。

（5）**延髓麻痹及其他颅神经症状**　如语言不清，吞咽障碍，咽反射消失，喝水返呛，软腭麻痹，声音嘶哑，伸舌障碍，眼及面肌抽动及面神经麻痹等。

（6）**感觉障碍**　可有面部、口周、舌体、四肢或半身麻木，有的伴有针刺感、蚁行感，有的可有深感觉障碍。

从上述表现可见，本病的症状很多很杂，但仍可根据体检、X线和脑血流图检查作出诊断。本型发作时眩晕严重，易发生猝倒，故发作时应仰卧休息为宜，且应垫低枕头，减少颈椎活动。此外，特别要防止猝倒造成新的损伤。

✦ 脊髓型颈椎病有何临床表现

脊髓型颈椎病的临床表现主要有以下几个方面。

脊髓双侧受压　主要表现为缓慢进行性双下肢麻木、发冷、疼痛和行走不稳、步态笨拙、发抖、无力等。有人诉说如"踩棉花感"，头重脚轻，摇摇欲倒。也有人形容好像在太空行走一样。初期常呈间歇性，劳累、行走过久等可使症状加剧。少数患者偶尔可于猛然仰头时感到全身麻木，双腿发软，甚至摔倒。随着病程发展，症状可逐渐加剧并转为持续性，表现为不全痉挛性瘫痪，以至卧床不起，甚至呼吸困难。膀胱、直肠括约肌症状也较常见，多表现为尿急、尿频、排尿无力、淋漓不尽和大便无力，个别患者有性功能障碍。少数患者有皮肤发木、蚁行感或胸腰部有束带感，以致感到胸闷、嗳气等不适。

脊髓单侧受压　较双侧受压少见，主要表现为病变水平以下同侧肢体呈不全性痉挛性瘫痪，肌张力增强，肌力减弱，腱反射亢进、浅反射减弱，并出现病理反射；对侧肢体无运动障碍，但浅感觉减退，而且其上界也往往低于病变平面。另外，常常有颈部和患侧肩部疼痛，上肢无力，但这种疼痛与根型不同，无放射感，咳嗽、打喷嚏和用力时也不加重。

虽然，脊髓型颈椎病较为严重，但发病率并不高，不是每位颈椎病患者都会发展为脊髓型，况且，大部分脊髓型颈椎病也是可以治疗的。因此，患者不应过分忧虑。但发病期间要防止行走不稳而摔伤，卧床患者要经常翻身或作皮肤按摩，以防止褥疮形成。

神经根型颈椎病有何临床症状

疼痛 疼痛为神经根性病变的主要症状。急性期患者活动头颈部可以引起颈、肩、臂部痛，或呈上肢放射痛，常伴手指麻木感，晚间疼痛加重，影响休息。少数患者为防止触碰颈部加重症状，用手保护患部。对急性发病患者，需注意检查是否为颈椎间盘突出病变。慢性发病患者多感颈部或肩背部酸痛，或指端有麻木感。部分患者患肢可出现肿胀，皮肤呈暗红或苍白色。风寒及劳损可为发病的诱因，部分患者无明显诱因而逐渐发病。

上肢肌力减弱 肌力减弱为运动神经受损引起的症状。表现为患者持物时费力，部分患者持物时易脱落。肢体骨骼肌由 2 根以上的神经共同支配，单独神经受损表现为轻度肌力减弱，主要的神经根受累可出现明显的运动功能障碍。

颈部发硬 颈椎病患者常有颈部发硬的症状。颈神经根受到刺激，可反射地引起所支配的颈、肩部肌肉张力增高或痉挛。在急性期，检查多可见患者后颈部一侧或双侧肌肉紧张，局部有压痛。

患椎多有病理性移位 表现为患椎横突向一侧后方旋转移位，压痛；对侧横突移向前方，局部有空虚感。在颈椎 2~7，患椎横突向一侧呈旋转和侧方移位，患侧压痛；移位侧患部上一颈椎的下关节突隆起，关节囊肿胀、压痛。患侧颈肌紧张，移位对侧下一关节突关节有轻度压痛。

交感型颈椎病有何临床表现

五官症状 ①眼部：有交感神经受刺激的症状，如眼球胀痛、怕光、流泪、视物模糊、视力减退、瞳孔扩大、眼睑无力、眼前冒金星、飞蚊症等；交感神经麻痹症状，如眼球下陷、眼睑下垂、眼睛干涩、瞳孔缩小；②鼻部：鼻咽部不适、疼痛、鼻塞或有异味感等；③耳部：耳鸣、听力减退，甚至耳聋；④咽喉部：可有咽喉部不适、发干、异物感、嗳气以及牙痛等症状。

头面部症状 头痛、偏头痛、眩晕、枕部或颈后部疼痛，以及面部发热、充血、麻木等症状。

血管运动障碍 ①血管痉挛症状：肢体发凉、发绀、发木、疼痛、水肿；②血管扩张症状：指端发红、烧灼、疼痛、肿胀等。

神经营养及汗腺功能障碍 皮肤发绀、发凉、干燥、变薄、多汗或少汗，毛发过多，或毛发干枯、脱落，指甲干燥无光泽，以及营养不良性皮肤溃疡等。

心血管症状 心慌、心跳、心律不齐、心前区疼痛、阵发性心动过速、血压时高时低。

其他症状 可有恶心、嗳气、胃部不适、疼痛、大便溏泄或便秘、尿频、尿急、淋漓不尽，以及闭经等。不少患者还有失眠、多梦、心情烦躁、易于冲动等情志症状。

较少见的颈椎病表现有哪些

颈椎病还有一些比较少见的类型，出现一些似乎与颈椎"风马牛不相及"的症状，显得扑朔迷离，给诊断造成困难。

吞咽困难 由于下部颈椎椎体骨质增生速度过快，骨赘过大，压迫紧贴前方的食管，发生炎症、水肿，引起狭窄。此症易误诊为食管疾病。

颈性胃炎 由于颈交感神经受到刺激或损伤，通过大脑皮质和丘脑反射性地引起胃肠交感神经机能兴奋，出现幽门括约肌过度紧张，舒缩无力，以致胃扩张、十二指肠逆蠕动，促使胆汁反流，损伤胃黏膜，引起炎症。

颈性高血压 与颈性胃炎发病机制相似，椎-基底动脉供血失常，颈部交感神经受刺激致功能紊乱。除颈椎病一般症状外，还有血压异常，患者感到头痛、头晕。按高血压治疗无效，而颈椎病症状被控制后，血压随之下降。

颈性心绞痛 有的患者支配横膈及心包的颈椎神经根受到损害，或心脏交感神经受到刺激，可出现心前区疼痛，按压颈椎附近压痛区可诱发心绞痛。头部处于某种特定位置和姿势可使症状加重，改变位置后则减轻。应用一般治疗心绞痛的药物无效，按颈椎病治疗却能收到明显效果。

颈性视力障碍 其特点是眼部症状与颈部姿势有明显关系，当头部处于某种特殊姿势时，眼部症状及颈椎病一般症状加重。发病原因与自主神经功能紊乱和椎-基底动脉供血不足有关，眼科检查常无明显异常。按颈椎病治疗，往往可获良效。

颈性乳房疼痛 多为单侧，中老年妇女颈椎病患者多见。是由于受损害的颈神经根支配节段的肌力、感觉和反射改变的缘故。患者颈部活动受限，颈、枕、肩、臂部疼痛和不适；乳房部位胸大肌触压痛，而心电图、胸 X 线片及乳房本身检查多正常。

极少数情况下，颈椎病还可引起头痛、牙痛、三叉神经痛；语言、听力、伸舌障碍；以及失眠、哮喘、排尿紊乱、痛经、便秘等。

小 贴 士

脊髓分为前索、后索和侧索。脊髓后索的主要功能是传导身体的位置觉、运动觉、震动觉和精细触觉，当颈椎病压迫脊髓后索时，上述这几种感觉就会发生障碍，患者就会明显感到两腿发紧和腰部发紧，两脚迈步不稳，摇摇晃晃，感到很痛苦。这就提醒患者，在日常生活中如果出现了腰腿疼痛，一定要做全面检查，看是否是颈椎疾病引起的。

✦ 颈椎病的诊断标准是什么

目前，颈椎病的最新诊断标准为：①临床表现与影像学所见相符合者，可以确诊；②具有典型颈椎病临床表现，而影像学所见正常者，应注意除外其他病患后方可诊断颈椎病；③仅有影像学表现异常，而无颈椎病临床症状者，不应诊断颈椎病。

以下几条分别为诊断依据。

颈型 ①主诉头、颈、肩疼痛等异常感觉，并伴有相应的压痛点；②X线片上颈椎显示曲度改变或椎间关节不稳等表现；③应除外颈部其他疾患（落枕、肩周炎、风湿性肌纤维组织炎、神经衰弱及其他非椎间盘退行性改变所致的肩颈部疼痛）。

神经根型 ①具有较典型的根性症状（麻木、疼痛），且范围与颈脊神经所支配的区域相一致；②压头试验或臂丛牵拉试验阳性；③影像学所见与临床表现相符合；④痛点封闭无显效（诊断明确者可不做此试验）；⑤除外颈椎外病变（胸廓出口综合征、网球肘、腕管综合征、肘管综合征、肩周炎、肱二头肌腱鞘炎等）所致以上肢疼痛为主的疾患。

脊髓型 ①临床上出现颈脊髓损害的表现；②X线片上显示椎体后缘骨质增生、椎管狭窄，影像学证实存在脊髓压迫；③除外肌萎缩性脊旁侧索硬化症、脊髓肿瘤、脊髓损伤、继发性黏连性蛛网膜炎、多发性末梢神经炎等。

椎动脉型　关于椎动脉型颈椎病的诊断仍有待于研究。①曾有猝倒发作，并伴有颈性眩晕；②旋颈试验阳性；③X线片显示节段性不稳定或枢椎关节骨质增生；④多伴有交感症状；⑤除外眼源性、耳源性眩晕；⑥除外椎动脉Ⅰ段（进入颈6横突孔以前的椎动脉段）和椎动脉Ⅲ段（出颈椎进入颅内以前的椎动脉段）受压所引起的基底动脉供血不全；⑦手术前需行椎动脉造影或数字减影椎动脉造影（DSA）。

交感神经型　临床表现为头晕、眼花、耳鸣、手麻、心动过速、心前区疼痛等一系列交感神经症状，X线片有失稳或退变，椎动脉造影阴性。

其他型　颈椎椎体前鸟嘴样增生压迫食管引起吞咽困难（经食管钡剂检查证实）等。

颈椎病如何诊断

颈椎病患者可能没有明显的严重的外伤史，但有闪挫伤，或曾经有创伤积累、落枕等，多半是颈肩部软组织损伤或劳损。在老年人应考虑与颈椎的增生、退变有关，这类老人可以没有外伤史。

询问患者疼痛的部位及范围，如果有放射痛，应了解放射的部位。一般颈椎病引起的疼痛可放射至项背部、肩部、上肢及手部，也可放射到手指。颈椎病患者，除一般疼痛外，尚有酸痛、胀痛、麻痛、刺痛、牵拉痛、绞痛、灼痛、刀割样痛等表现。颈椎病患者往往减少活动或卧床休息能使疼痛明显减轻，也有少数患者休息反使疼痛加重，多为椎管内占位性病变，因病变对神经根的挤压较重，站立或活动时患者可自行适当调整体位、减轻病变对神经根的挤压而使疼痛减轻。颈椎退变和骨质增生患者，多在夜晚至黎明前疼痛明显，起床后活动数分钟后，疼痛明显好转。颈椎病患者常在某一体位疼痛加重，而在另一体位减轻，如椎动脉型颈椎病，如果向健侧侧屈或向健侧后旋转，会使患侧椎动脉紧张，椎动脉供血不足更加严重而出现相关的临床表现。

颈椎病如何鉴别诊断

颈部软组织损伤　有软组织损伤征象（如压痛、肌痉挛等），但经 X 线检查可无骨质增生、椎孔变形以及曲线异常等征象。

落枕　有急性发病史，颈部疼痛明显，颈部功能受限较重。

前中斜角肌综合征　此病需与神经根型颈椎病相鉴别，此病 X 线拍片检查无椎孔变形征象。

末梢神经炎　此病需与神经根型颈椎病相鉴别，此病有手指麻木等不适感，但呈手套状分布，无颈部症状和体征。

高血压病　可有头痛、头晕、恶心、颈僵等症状，易与椎动脉型、脊髓型或交感型颈椎病相混淆，该病可无颈部体征，X 线拍片和 CT 扫描检查无阳性征象。

风寒感冒　风寒感冒大多有头痛、头晕、恶心以及颈项肩背部紧困不适感，起病急，多有受凉史，但无颈部体征和 X 线征象，抗感冒治疗有效。

内听动脉栓塞　此病临床较少见，患者有突发性耳聋及眩晕，症状严重时持续不减，但无颈部体征，注意和交感型颈椎病相鉴别。

梅尼埃综合征　此综合征发源于中耳的自主神经紊乱，临床可见头痛、眩晕、恶心、呕吐、耳聋、眼震等症状。此病发作与大脑皮质失调、过度劳累、睡眠不足、情绪波动有关，注意和交感型、椎动脉型颈椎病相鉴别。

颅内肿瘤　小脑肿瘤可出现类似交感型颈椎病症状，但起病缓慢，病情持续进展，颈部症状和体征大多不明显。

脊髓肿瘤 X线片可显示椎间孔开大和椎体破坏。造影、CT、MRI检查可明确诊断，需与脊髓型颈椎病相鉴别。

脊髓空洞症 本病好发于年轻人，痛觉和其他浅感觉分离，尤其温度觉减退明显甚至消失，需注意和脊髓型颈椎病相鉴别。

寰枢关节半脱位 本病可引起脊髓受压征象，需与脊髓型颈椎病相鉴别。

颈椎病的手法试验检查有哪些

常用的手法试验检查有以下几种，可供选用。

● **举手过顶试验** 患者端坐，医生立于患者对面，手扪患者的桡动脉，举患者的手超过其头，如动脉搏动立即消失者为阳性。

● **仰头转颈试验** 患者取站位或坐位，医生双手从左右两边固定患者头部，令其快速仰头转颈，如出现明显的头昏、头晕、视雾、闪光、恶心、呕吐或倾倒者为阳性。

● **低头、仰头试验** 患者取坐位或站位，令患者做最大限度的低头或仰头动作，如在1分钟内出现肩臂痛、麻木或头昏、耳鸣、视雾、站立不稳或下肢无力、发麻等即为阳性。

● **深吸气转颈试验** 患者端坐，双手置膝上，医生与患者对面平坐，两手扪患者左右桡动脉，令患者深吸气，屏气后头猛转向患侧并维持片刻，如患侧桡动脉搏动消失或明显减弱即为阳性。

● **椎间孔压迫试验** 患者端坐，医生以左手置于患者头部、右手握拳轻叩左手，造成椎间孔突然缩小，使神经根受刺激出现根性疼痛或麻木者为阳性，症状无改变者为阴性。

● **神经根紧缩试验** 患者端坐，头转向健侧，医生一手固定患者头部，另一手向下压患侧肩部，使颈丛和臂丛处于突然紧张状态，出现明显放射痛或麻木者为阳性。或医生一手固定患者头部，另一手紧握患者前臂或手腕，两手反向用力，出现前述症状者也为阳性。

什么叫颈椎错位

颈椎错位是指颈椎因为椎间关节摩动运动丧失而造成颈部运动障碍。

颈椎错位主要原因是由于头部长期处于某个固定位置，造成颈椎间关节机能障碍。日常生活中，睡觉枕头过低或过高、观察事物注意力过于集中、工作中长时间保持一个固定姿势等都会造成颈椎错位。气候的突然变化，或者受寒气刺激，也可引起颈部某部肌肉痉挛，造成颈椎间关节摩动运动丧失。颈椎错位能引起反射性头、肩、上肢等处疼痛、发酸、发胀，颈部运动障碍，局部肌肉有痉挛、发硬和压痛等症状。

颈椎错位时可用推、揉、拿等方法按摩软组织，解除肌肉痉挛。另外，可用拉头转颈法促使颈椎关节摩动运动恢复。但注意不可着急，更不能用粗暴的动作来强迫颈椎，这样会加重颈椎病症。

椎体骨刺是如何形成的

椎体骨刺是颈椎病的主要病理变化之一，也是放射科诊断颈椎病的重要依据。有人叫骨刺，亦有人叫增生或称骨赘、骨唇。骨刺形成的机制有如下几点。

（1）椎间盘变性塌陷后，其两端椎体周围的韧带变得松弛。由于前后纵韧带松弛变性，已失去防止颈椎过度活动的能力，因此椎体的异常活动可刺激椎体边缘的骨膜，使新骨形成而成骨赘。此种方式形成的骨赘，多见于慢性损伤。

（2）急性外伤可使向四周突出的纤维环将椎体骨膜及前、后纵韧带推开，在其上、下、前、后形成四个间隙。间隙内可有血肿和渗出物，经过一定时间之后，血及渗出物被吸收机化，即钙化或骨化而形成骨赘。据观察，此种方式形成的骨赘多伴有椎间隙的明显狭窄；骨赘形成的部位以变薄或近消失的椎间盘为中心，即狭窄的椎间隙上椎体下缘及下椎体上缘均有骨赘，其典型表现为相邻椎体骨赘方向相反，最后形成骨桥。临床上可诊断为陈旧性颈椎间盘病变。

（3）关节骨刺的形成是骨端的韧带本身受到过多的张力牵拉所致，故推断向四周膨隆的椎间盘组织推挤椎体周围的骨膜与韧带，使之受到张力牵拉，而形成骨赘。有专家认为是椎间盘的张应力推挤椎体周围的韧带和骨膜所致。

骨刺多发部位的顺序如下：颈5、颈6、颈7、颈4、颈3、颈2、颈1。骨刺形成的时间快者半年，慢者几年到10多年，一般为1~2年。

✦ 颈椎病患者为何会有韧带钙化现象

颈韧带为人体颈部一条重要的韧带，其强而有力，呈三角形，突部向下与寰椎后结节和下面六个颈椎棘突相连，以维持头部的直立体位，防止过度屈曲。

在患颈椎病后，颈韧带也一样发生退行性改变，加之椎体失稳、颈椎生理弯度的改变可进一步加重其退变，主要表现为颈韧带钙化现象。早期表现为纤维增生或硬化，晚期因慢性长期刺激，可使局部发生钙化甚至骨化。

颈韧带钙化会不会引起严重的症状？事实上，颈韧带钙化不仅不会引起严重的症状，还可以增加颈椎的稳定性，起到对颈椎的制动作用，减缓颈椎病的进一步发展。颈韧带钙化可以在 X 线上发现，一旦出现颈韧带钙化，可以预测其他韧带如前韧带、后纵韧带等也可能出

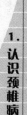

现不同程度的钙化，造成对脊髓神经的刺激而产生严重后果。

✦ 哪些人易患颈椎病

在现实生活中，每种工作的性质、劳动强度和某种姿势的持续时间是不相同的。对于颈椎病说来，有着其特定的发病人群。

从发病年龄来说，中老年患者的发病率最高，据统计，颈椎退变的发病在中年时约为 50%，至 70 岁以后，可达 100%。首先是颈椎间盘的退变，髓核水分减少，弹性下降，纤维环纤维变性破裂，退变后的椎间盘，很容易造成损伤而促使颈椎病的发生。其次为骨质增生，多发生在肌肉及韧带、关节囊等附着部，在颈椎上多出现在关节突、钩突关节部及椎体的软骨缘。另外尚有韧带的退变，如黄韧带肥厚、前后纵韧带骨化、项韧带劳损钙化。

从职业因素来考虑，处于坐位，尤其是伏案低头的人员，颈椎病的发病率特别高。这类人员常常从事刺绣、缝纫、微机操作、打字、编辑、雕刻、写作、绘图、仪表修理、化验等工作。长期低头伏案工作，因易造成颈后部的肌肉、韧带劳损，椎管的内外平衡紊乱，椎间盘受力不均，从而加速发病。同理，长期从事头颈部朝一个方向旋转职业的人，如射击运动员、教师、交通警察、纺织工等，亦易引起颈椎劳损，发生颈椎病。

随着高科技、现代化大生产的发展，伏案工作人员越来越多，颈椎病的发病也呈增高趋势，并且向年轻化发展。临床上，年龄在 20 岁，甚至十几岁的颈椎病患者也能见到。因此，改善工作环境及工作姿势，做好颈椎病的预防，降低发病率、延迟发病年龄是目前一个很重要的课题。

吸烟与颈椎病有什么关系

吸烟对颈椎病患者非常有害，也是造成颈椎病的致病因素之一，并可经常诱发颈椎病。

烟中的尼古丁等有害物质可导致毛细血管的痉挛，造成颈椎椎体血液供应降低，使椎间盘与上下锥体连接的软骨终板钙化，椎间盘的有氧供应下降，废物增多，椎间盘中的酸碱度下降，最终使椎间盘代谢改变，发生退变，引起椎间盘突出或颈椎病加重。同时，由于椎间盘退变过程产生大量炎症介质等物质刺激周围组织，加重颈椎病患者的疼痛等症状。所以，颈椎病患者戒烟或减少吸烟对缓解症状、逐步康复，意义重大。

饮食与颈椎病有什么关系

随着对颈椎病的研究不断深入，饮食与颈椎病的关系逐渐被越来越多的医生所重视。一些刺激性的食物可加重，甚至诱发颈椎病。

临床上发现，颈椎病发作期，咽痛明显而食用某些辛辣食品，则会加重咽痛；早期颈椎病患者，一般多属风寒入络，气滞血瘀，治法应是祛风通络，理气化瘀，此时如果多食用补益之品，如鹿角、牛鞭等，必然致邪留经络，使病情迁延难愈；更有脊髓型颈椎病便秘、小便失畅等脾肾亏虚者，不但应忌辛辣、大温大燥之品，也应忌生冷之冷饮等。

衣着与颈椎病有什么关系

颈椎病患者着衣，应以护颈保暖为原则。

有些青年女性喜着低颈或无领衣衫，如遇风寒或在梅雨季节，空气湿度较高，在风扇或空调环境下，极易使寒湿之邪直中颈部，使颈部肌肉痉挛，颈椎力学关系变化或椎间盘等软组织致炎性水肿、退变而形成或诱发颈椎病。也有部分患者也因贪凉着低领衫枕于竹席枕上而使颈椎病发作。

小贴士

空调会致病，这个道理很多人都知道，但空调会造成或诱发颈椎病，却很少引起大家关注。随着空调使用普及率越来越高，使用空调而引致或诱发颈椎病的实例也在不断上升。临床上有很多这样的病例。梅雨季在空调直吹环境下低头工作，注注会诱发颈椎病的急性发作。

环境、气候与颈椎病有什么关系

颈椎病患者常与风寒、潮湿等环境改变、季节气候变化有密切的关系。这实际上是风寒潮湿、寒冷刺激等因素，引起皮肤、皮下组织、肌肉等血管舒缩功能失调，血管痉挛、缺血，局部组织供血不足，代谢产物蓄积，组织水肿，纤维蛋白沉积、粘连等一系列变化。患者主观感觉畏寒发凉、酸胀不适，久之因粘连引起肌肉僵直，关节活动受限，局部疼痛等症状。特别在环境、气候、温度突然变化时，症状极为明显，这与自主神经功能紊乱有关。

长期从事低头工作并处于空调环境中的人员，如财会人员、银行职员、电脑操作人员等，患颈椎病的比率相当高。对井下作业的人员与地面工作人员比较，因井下湿潮寒冷的环境，其颈椎病发病率明显增高。

不良生活习惯与颈椎病有什么关系

睡觉喜欢枕头过高的人不但不能"高枕无忧"，还易患颈椎病，其原因是睡眠中颈椎长时间处于过度屈伸或侧屈位，造成颈椎软组织疲劳，天长日久便可导致颈椎间隙改变。

颈椎病专家及保健专家认为，健康人枕高应在6~12厘米，仰卧时颈椎前屈角应在15°~20°。有的人喜欢用高枕头，否则就感觉头晕目眩、恶心呕吐，常被误认为是梅尼埃综合征，其实这类患者大多是因为颈椎有某些先天性结构异常所致。这类患者，应去医院做相关的辅助检查，以进一步明确病因。

各种类型外伤与颈椎病有什么关系

颈椎在脊柱中的活动范围最大，承受头颅和活动的重应力，若发生头颈部的碰撞、闪扭、挤压等外伤，常可造成不同类型的颈椎病。

12%~20%的颈椎患者有急性外伤史，特别是颈椎骨折、脱位后出血、水肿波及椎间孔，骨折碎片移位直接压迫神经根或脊髓，或骨折后局部形成的骨痂刺激脊神经根或脊髓时，更易导致颈椎病。各种原因导致的颈椎椎间盘损伤也是颈椎病发病的重要原因。青少年颈椎间盘张力很强，周围软组织代偿能力较好，外伤后血管、神经受压的表现不明显者较多。中老年人由于颈椎间盘和椎旁其他附属结构发生了退行性变，代偿能力降低，血管、神经受压的症状则逐渐加重，从而导致颈椎病。

炎症、畸形与颈椎病有什么关系

患有急性扁桃腺炎、颈淋巴结炎、乳突炎等病，可出现急性颈痛、活动不利，甚至有的会产生肌肉痉挛性斜颈。X线片示有的颈椎呈半脱位，可能是患侧肌肉的保护性反应，或炎症波及颈椎间关节囊，产生渗液，导致充血、颈椎周围韧带松弛钙化等病理改变，使颈椎失稳所致；有的先天性畸形，如颈椎横突肥大、颈肋、齿状突发育不良或缺如、隐性椎裂、自发性椎体融合等，会使患者相邻的椎体产生应力功能改变，加速了颈椎退行性改变，从而导致颈椎病。

颈椎病与骨质增生有何关系

骨质增生，可以说是一种正常的生理现象。据统计，40岁以上的人有45%~50%出现骨质增生，60岁以后，80%以上的人或多或少会出现骨质增生。随着年龄的增长，关节的软骨逐渐退化，细胞的弹性减小，骨关节在不知不觉中被磨损，尤其是活动度较大的颈、腰关节。损伤的关节软骨没有血管供给营养时，就很难修复。这时，在关节软骨的周围，血液循环比较旺盛，就会出现代偿性软骨增长，即为骨质增生的前身。时间久了，增生的软骨又被钙化，这就是骨质增生，也叫骨刺。事实上只要骨刺逐渐适应了关节活动的需要，骨刺就不会再生长了。

颈椎病患者的X线片显示，颈椎可有不同程度的骨质增生或骨赘形成。许多学者认为这些增生物并非颈椎病的主因。

颈椎骨标本实体检测发现，常见增生部位在颈椎4~6，以颈椎5的增生率最高，达83%，各部位增生率以钩突、椎体上下缘和关节突为最高，是因为颈脊柱屈伸活动时的应力集中于该部位，因而易发生劳损。

驾车为何易患颈椎病

高速行驶中的突然刹车而造成颈椎病已是相当常见，我们常常称之为"挥鞭"样损伤。由于交通日渐发达，此类损伤也日益增多。

乘车人在瞬间发生屈曲性颈部损伤，使椎体后软组织，如棘间韧带、棘上韧带、项韧带、关节囊等断裂，有的可同时发生颈椎脱位或半脱位。因颈屈后又受反力作用，可使脱位的关节又复位。此类患者除有颈后棘间、棘上韧带等损伤外，病程往往持久，颈后软组织增厚，肌肉增厚，肌肉痉挛，头颈转动不便，并常固定在一定位置上，颈后压痛，活动不适合时还会出现一侧上肢闪电样疼痛或颈后剧痛。另外有一类情况是在颈椎慢性退变如后纵韧带钙化（骨化）、黄韧带钙化（骨化）造成颈椎管狭窄基础上，再有一个"挥鞭"样损伤，韧带骨化物犹如刀子一般割损脊髓，这种情况是"挥鞭样"损伤最危险的一种，其后果就是造成脊髓被切割损伤或挤压损伤，造成患者在一刹那间瘫痪。通过 MRI 检查可以清晰地看到脊髓被切割挤压的病灶处和伤后脊髓水肿。

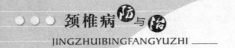

 ## 生活意外也会造成颈椎病吗

交通意外　除造成骨折脱位外，突然刹车还可致颈椎损伤。

运动性损伤　正常的体育锻炼有助于健康，但超过颈部耐量的活动或运动，则可加重颈椎负荷，久而久之会得颈椎病。比如长期的过量的负杠蹲起等都会造成颈椎的损害。还有一些危险性较高的体育项目，如登山、攀岩、滑冰等，如果缺乏正确指导和保护，一旦失手可造成颈椎外伤，带来严重的后果。

工作与生活中的意外　突然使颈部过度前屈、后伸及侧弯。

其他意外　不得法的推拿、牵引等。

颈椎病患者为何年轻化

调查显示：青少年颈椎病患者在增加。青少年颈椎病发病明显上升的原因，主要是由于学生学习紧张，长期伏案读书、写字，导致颈肩肌疲劳。另外，伏案时姿势欠妥及每天背着沉重的书包会导致椎间隙炎症水肿，严重的也可造成颈椎间盘膨出。在被调查的青少年患者中，发病年龄多在 12~13 岁与 16~18 岁两个年龄段。其主要症状为颈肩疼痛、头痛、眩晕等。因颈椎病而引发脑供血不足、胃肠疾病等多种颈源性疾病的青少年越来越多。青少年患了颈椎病后，要注意劳逸结合、及时有效治疗，以避免产生不良后果。

 ## 落枕是怎么回事

所谓"落枕"就是一觉醒来，发生颈部疼痛和活动受限。轻者起床做适当的颈部运动后，症状逐渐消失，重者颈痛越来越重，并出现头昏、头痛、颈肩背痛、手臂麻痛，甚至引起心悸、胸闷等不适症状。"落枕"常常是颈椎病的诱因，是颈部软组织劳损的原因之一。

较多的落枕患者是缘于睡眠姿势不良，枕头过高或过低，枕头软硬程度不当。患者一般急性起病，通常临睡时尚无任何不适，但翌日晨起即感明显的颈部疼痛、僵硬，头部向患侧倾斜、下颌转向对侧，颈部活动受限，向患侧转头时则疼痛加剧。有一种特殊的颈项牵强姿势，转头时，头常与身体一同转动。严重时，可波及斜方肌和提肩胛肌等背部肌肉，造成肩背部肌肉痉挛，疼痛涉及上背部和上肢。局部皮肤外观无红肿，但触及患侧肌肉有紧张、发硬和明显压痛，可在患部触摸到因肌肉痉挛而产生的条索状组织。

本病因为是单纯的肌肉痉挛，故较易恢复，轻者可 3~5 日内自愈；重者则有可能延续数周不愈，有的反复发作，甚至于发展为颈椎病。因此，中老年人如果经常反复落枕，常为颈椎病的前驱症状，应及时就诊。为了避免反复发作，对枕头、睡眠姿势等要及时采取措施，加以调整。同时，也应避免突然的扭伤等。

颈椎病为何能引发慢性胃炎

临床上发现，一些交感型的颈椎病患者，多伴有消化道的症状，经胃电图、胃镜检查证实有慢性胃炎，胃液分析发现患者存在不同程度的胆汁反流。

经过临床观察研究，表明交感型颈椎病与慢性胃炎有相互影响，病情加重与减轻，两者相辅相成，医学上称此为"颈-胃综合征"。

颈-胃综合征，兼有头晕、头痛、头部酸沉感，颈项易疲劳及僵硬感；眼胀痛发干，视物易疲劳；耳鸣，听力减退；易出汗及上腹部胀痛不适，恶心，口干，口苦，便秘，胃脘有压痛；还有心烦，急躁，失眠等症状。

研究认为，颈椎骨质增生刺激交感神经，引起颈交感神经功能亢奋，同时又反射地导致胃肠交感神经机能增高，胆汁反流的长期刺激而损害胃黏膜，构成颈-胃综合征的发病机理。

小贴士

颈-胃综合证的治疗，主要在于防治骨质增生，改善自主神经营养，调节自主神经功能。具体治疗，比如牵引疗法、按摩、红外线局部照射、中药离子透入及气功疗法等，可以改善颈椎病症状，慢性胃炎亦随之好转。

✦ 颈椎病为何会引起头痛

许多中老年人后枕部经常出现疼痛，而且随着年龄的增大，疼痛越来越频繁，经过医生检查之后，大多数诊断为颈椎病。颈椎病引起的头痛主要有以下原因。

● 因颈椎病累及颈部肌群，引起颈部肌肉持久痉挛性收缩，导致肌肉的血流循环障碍，可游离出乳酸、5-羟色胺、缓激肽等致病物质而引起头痛。

● 颈椎病直接刺激、压迫或牵拉头部头痛敏感组织而引起头痛。

● 病变刺激、压迫或损伤第一、二、三对颈神经而引起头痛，尤以枕部为重，也可通过延髓或脊髓三叉神经核的反射作用，而使疼痛放射至头部。

● 病变可刺激或压迫椎动脉周围的交感神经丛或颈部其他交感神经，使椎-基底动脉系统或颅内外动脉舒缩障碍而产生头痛。

● 椎动脉型颈椎病患者，因病变直接累及椎动脉，使椎-基底动脉系统供血不足而产生头痛。

小 贴 士

有一部分头晕患者是由于脑部的血液循环改变，造成了头晕和相应的症状，这与血管的硬化程度有一定的关系。脑部代谢的异常也会引起头晕，当然，结构的改变，例如血管畸形、肿瘤形成等，都可以造成头晕等不适症状。

内耳的前庭功能是保持身体平衡，当某些原因造成这部分系统退化或有炎症反应时，头晕便出现了。有些患者在手术后卧床过程中，也会发生平衡系统紊乱，引起头晕。

✦ 何谓颈性眩晕

"颈性眩晕"并不是一个特定的疾病名称，而是指由于某些病因引起椎动脉供血不足所致的一类中枢性眩晕，而所谓"某些病因"又以颈椎病最为常见，故在一般情况下，"颈性眩晕"多被用来指颈椎病所致的眩晕。

有些颈椎病患者曾经有过猝倒的病史，多数是在行走中听到背后有人呼喊，回头一看时突然感觉下肢无力而倒地，倒地后头部位置回复，症状消失，马上就可以爬起来，整个过程患者神志清楚。总而言之，颈性眩晕以头颈部位置性眩晕为特点，头颈部转动或侧屈到特定位置时发作，位置回复后症状消失。患者经 2~3 次发作后，对此有清醒的认识，非常警惕地回避这一特定的位置。但当椎动脉型颈椎病有椎动脉交感神经丛的作用参与其中，或与交感型颈椎病混合发生时，眩晕症状可以变得不典型，而难以鉴别。

多数眩晕患者为交感型颈椎病，椎动脉型颈椎病患者很少见。因为只要有一侧椎动脉正常，即使另一侧椎动脉狭窄或梗塞，正常的椎动脉仍然可以代偿，因此，不会出现明显的症状。只有在两侧椎动脉都出现供血不足情况下，患者才会出现猝倒的症状。所以，诊断椎动脉型颈椎病时要慎重。

小 贴 士

对于交感型颈椎病患者，除了拍X线片，还可以通过高位硬膜外封闭或颈交感神经封闭的方法进行诊断性治疗。一旦交感神经病理性刺激被阻断后，一些患者的症状会随之消失或减轻，从而帮助诊断。让患者戴7~10天颈围领（晚上不戴），观察戴与不戴颈围领时上述症状有无变化，也有助于诊断。如果眩晕与颈椎密切相关，那么，患者在戴颈围领后，症状就会减轻。

❖ 颈椎病会造成瘫痪和大小便障碍吗

由于颈椎病变造成脊髓、神经等的刺激和压迫，少数患者可以出现瘫痪和大小便障碍。如某些病程较长的神经根型颈椎病可以出现一侧或双侧上肢瘫痪；脊髓型颈椎病可以出现单侧或双侧下肢瘫痪或大小便障碍。这些症状是严重的，但发病率并不高，仅发生于某些特殊的病例。不是每例颈椎病患者都会造成瘫痪，只有少数患者，由于外伤、治疗不及时等，病变不断发展，才会出现上述表现。可见，对此既不能掉以轻心，也用不着过分担心和忧虑。大多数颈椎病患者不会发展到如此程度，即使发生了，只要及时治疗，也可以恢复。

特别值得注意的是，个别患者在出现其他症状之前，首先出现下肢发硬，行走不稳，走起路来头重脚轻，有如在棉花或海绵上行走一样，这些往往是脊髓型颈椎病的早期表现，要及时到医院检查，以便明确诊断，以免错过治疗时机。

何谓颈‑心综合征

颈‑心综合征是指老年颈椎退行性改变刺激压迫了附近的脊神经根、交感神经和椎动脉等而引起的类似心脏病的综合征。颈‑心综合征常表现为胸闷、心悸、气短、心前区痛和压迫感等。这种心前区疼痛和压迫感是因为颈部脊神经后根受颈骨刺的刺激和压迫而引起的。心律失常可能是由于颈椎骨增生对交感神经产生压迫，使椎动脉周围的交感神经受累引起的，因为其冲动向下扩散至心脏交感神经而引起冠状动脉供血不足。

颈‑心综合征的诊断依据是：①有明显的心悸、胸闷、心前区疼痛和不适感等；②伴有颈、肩、上肢和手部疼痛麻木以及头晕等症状；③心电图、超声心动、次级运动试验、药物负荷试验、动态心电图监测和生化检查等都除外心源性病患；④排除其他器官如胆囊、胃、十二指肠疾患引起类似心绞痛的发作；⑤颈椎 X 光片有明显退行性改变或异常；⑥对硝酸酯、β‑受体阻滞剂、钙离子拮抗剂等药物无效，而按颈椎病治疗后各种症状很快消失。因此，中老年人如有类似心绞痛发生，应警惕是否由于颈椎病引起，可进一步作 X 光片等辅助检查确诊。

何谓颈‑腰综合征

颈‑腰综合征是指骨源性颈椎病中伴有腰椎管狭窄性改变而出现的病理症状。

大多数颈椎病患者的椎管伴有狭窄现象，而且颈椎与腰椎往往呈现一致性改变。狭窄椎管容易对脊髓、马尾及神经根直接构成压迫，或是通过神经反射而引起症状。严重者甚至难以完成一般的日常活动，如步行、蹲起等。

颈-腰综合征的颈髓症状有：①脊髓受压症状，以椎体束症为主；②伴有感觉障碍；③下肢症状重于上肢症状。

颈-腰综合征的腰部症状有：①间歇性跛行，由于下肢肌肉的收缩与舒张使椎管内脊神经根部血管充血，继而静脉瘀血、神经根受牵拉，于是微循环受阻而出现缺血性神经炎，但当稍许下蹲或坐卧后，因消除了肌肉活动刺激来源，症状会随之减轻或消失；②主诉症状与客观症状相矛盾，早期易出现这种情况，由于椎管狭窄使马尾及神经根在椎管内的容积处于正常范围最低点，所以当患者过久活动时，症状会表现出来，但当就诊前由于得到了休息，从而使椎管恢复了原来状态，这就使检查难以发现问题，检查不出阳性体征，对此，医生和患者都要给予注意；③腰部活动受限并出现疼痛，由于椎管内间隙减少，当腰椎处于后伸位时，椎管长度缩短，管腔内压急剧升高，因此会出现各种症状，使腰部后伸受到限制，但使腰部伸直或略向前屈时，椎管可恢复到原来宽度，症状也立即消失或缓解。所以，这类患者行走感到困难，但骑车感觉还正常。

✦ 如何发现自己患了颈椎病

颈椎病有突然发病与缓慢发病，但大约 70% 的颈椎病患者起病缓慢，需要有一个较长时间的过程。急性发作易引起人们的重视，会到医院找医生确诊治疗；缓慢发作的患者往往忽视本病，认为可能是肌肉劳损，受风着凉没有多大关系，当发展到一定程度，超出能够忍耐的情况下才想起找医生进行诊断。其实颈椎病无论是急性发作与缓慢起病，都有它的特殊表现，只要掌握发病规律与特点，及与其他颈部疾患的鉴别知识，根据自己的体会感觉，是完全可以判断是否患了颈椎病。

颈椎病的早期表现并不一定完全具备典型症状，由于肌肉的维持代偿作用，颈椎尚能维持其生理功能，代偿的肌肉长时期处于紧张状态而形成劳损，表现出颈肩肌肉酸痛症状。用手触摸时会感到肌肉弹性降低，发硬与紧张。日常睡觉晨起时频繁发生类似落枕样感觉，颈椎的活动不如以前灵活，总有一种发紧不利感。这种情况应区别于颈肩劳损与落枕，更不要认为是感受风寒、受风着凉所致。应该想到这可能是颈椎病的初期表现。要及时到医院找医生诊治或采取主动的康复治疗。

随着颈椎病的变化进展，颈椎病的各类症状愈加明显。椎体关节组织病变加重，血管神经组织受到波及，造成椎动脉供血不足引起眩晕，严重者发生恶心、呕吐，甚至头部转动时会突然失控猝倒。这些症状说明发生了椎动脉型颈椎病。在颈痛的基础上伴随着肩臂至手指的放射性麻痛，表明由于椎间孔狭窄挤压神经根或颈椎后缘的骨刺突入椎间孔压迫了神经根，出现神经根型颈椎病的典型症状。很多患者在颈痛的情况下出现胸闷、心慌、烦躁、出汗，情绪变化，这说明由于骨质增生刺激或压迫了交感神经，出现交感神经型颈椎病的症状。还有的患者在肩臂麻痛的同时伴随着头部眩晕，临床上称为混合型颈椎病。少数患者除颈部症状外伴随有下肢行走绵软无力，步态不稳，甚至大小便控制发生异常，这表明颈椎的病变压迫了脊髓，发生了脊髓型颈椎病。

颈椎病虽然症状各异，但有明确的分型与典型的代表症状，只要了解各型的发病特点，根据特有的症状表现，就可以判断自己是否患了颈椎病。

 颈椎病患者为什么要及早就医

颈椎病患者往往对找医生诊治不重视，而待其发展，或找他人随意按揉推拿。但由于不了解内在的病理变化，不懂得手法操作要领，结果适得其反，使病症加重，甚至导致颈椎错位而发生严重后果。颈椎病患者要认识到颈椎在人体中的重要地位，增强正确就医意识。做到无病早防，有病早治，当颈部感觉不适时，要及时到医院进行诊治，不要图一时方便随便找人按揉推拿，一旦发生不良后果则后悔莫及。

对于非手术疗法治疗无效者，要认识到病情发展的严重性，相信医生及早进行手术治疗，以求得最佳康复。

✦ 颈椎病的预后如何

如果颈椎病没有得到正确的治疗，随着病程的增长，其症状也不断加重，甚至出现瘫痪。所以，我们应该辨证地来认识颈椎病的预后和转归。

颈椎病作为一种退行性疾病，其发生首先与颈椎间盘的退变有关，任何会加重椎间盘损害的病因，都可以导致颈椎病的发生和加重。经过系统有效的治疗后，消除了症状，抑制了退变，便可使颈椎病治愈。颈型、大多数神经根型、椎动脉型和交感型颈椎病采用非手术治疗，疗效较好；大部分脊髓型颈椎病，非手术或手术效果也较好。所以，早期颈椎病完全有机会治愈，但中后期颈椎病较难治愈。

治疗的难度、效果和预后，不但与其病程，还与个体的情况有密切关系。一般说来，治疗效果与其病理改变成反比。其临床表现与病理改变一样，是一种动态的过程，在这个过程中，如不能得到良好的治疗，致病因素不能解除，则病变就会不断发展，甚至出现不可逆的病理改变，如脊髓型颈椎病发生脊髓变性，其截瘫非但无法避免，而且将是难以恢复的。

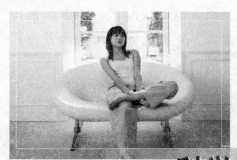

科学养生防治颈椎病

✦ 如何预防颈椎病

预防颈椎病主要是减缓颈椎间盘退变的进程。不良睡眠体位、工作姿势不当、不适当的体育锻炼都是颈椎骨关节退变的常见原因。发育性颈椎管狭窄、颈椎先天性畸形等是颈椎病发病的潜在因素。预防颈椎病可以从以下几方面着手。

（1）改善与调整睡眠状态。人每天有 1/3 时间卧床，睡眠姿势不当会加剧颈椎间盘内压力，使颈椎周围韧带、肌肉疲劳，诱发颈椎病。为使颈椎在睡眠中保持正常生理曲线，应注意几点：①枕头的高度应适中，枕头的形状以中间低，两端高的元宝形为佳，这种形状优点是对颈部可起到相对的制动作用；②睡眠体位应使胸部、腰部保持自然曲度，双髋、双膝呈屈曲状，使全身肌肉放松；③床铺应选择保持脊柱平衡的床铺，以木板为底的席梦思床为佳。

（2）当颈部感到酸痛或肩背、上肢有放射痛时，可自我牵引颈部改善症状，其方法为：双手十指交叉合拢置于枕颈部，将头后仰，双手逐渐用力向头顶方向持续牵引 10 秒钟左右，连续 3~5 次；或每天坚持作前倾、后仰、左右旋转 1~2 次，每次坚持 10 分钟。

（3）仰头看电视时易使颈部疲劳，因此看电视时最好与眼睛保持同一水平。这些措施不仅可以预防颈椎病，还可防止颈椎病的复发和病情加重。

（4）外伤是促使颈椎病发病原因之一。日常生活中引起颈部外伤的例子很多，其中最为多见的是车祸伤。当人乘坐在高速行驶的车上，突然发生撞车时，头颅由于受到惯性作用，先向前冲去，然后迅速向后反弹，即所谓的"挥鞭样"损伤，这种损伤对颈椎的损害最大，应注意避免。戴头盔驾摩托车的人，一旦发生意外事故，常引起严重的颈椎损害。日常生活中的一些运动及游戏也会损伤颈椎。足球运动的顶球动作，就容易损伤颈椎；在做倒立时，突然失手跌倒也容易伤及颈椎；两人相互用头顶撞的"顶牛"游戏，对颈椎也有害；颈椎遭受打击、跌仆等多易造成颈椎损伤。

（5）颈椎病在冬天的发病率最高，寒冷是促使颈椎病发病的原因之一。冬季外出时，颈脖上围一条围领能起到保暖及保护颈椎的作用。

（6）颈椎病患者易发生感冒，一旦感冒发作又多能诱发或加重颈椎病病情。参加体育锻炼是预防感冒的重要措施。积极治疗感冒，注意休息，多饮水，合理用药，也可预防颈椎病。

（7）落枕后的颈部疼痛、僵硬、活动不利。反复多次落枕提示颈椎已有退变。落枕后，颈部的某一组肌群痉挛，牵拉颈椎产生歪斜，歪斜的颈椎反过来又促使颈椎病的发生。因此，对落枕应及早治疗。

（8）年龄增长后的生理老化是颈椎病发病原因之一。通过体育锻炼，增强体质，延缓衰老，从而可推迟颈椎病的发病年龄。年轻人可选运动量较大的活动，老年人可选运动量小、动作较为缓和的运动。

（9）先天性斜颈（俗称"歪头"）及斜视的患者，不仅外观不美，也影响了颈椎的正常结构，对颈椎会产生损害。因此，要尽早矫正畸形，减少对颈椎的损害。

长期伏案工作人员如何防治颈椎病

每隔一段时间改变头颈部体位，即你的头颈部向某一方向转动过久之后，就向另一相反方向转动，这样重复数次。如半个小时或50分钟做一次，每次2~3分钟。如果你工作很忙，哪怕只做几秒钟也管用。要把这种做法作为一种生活习惯保持下来。

做远视或仰头伸展活动。长时间低头看近物，会影响颈椎，又易引起视力疲劳，甚至诱发近视。简便的方法是，抬头远视1分钟左右，待眼睛疲劳消除后再工作。

时常调整工作台高度和倾斜度，如工作台或桌子过高或过低都会使颈部仰伸或屈曲，这两种位置均不利于颈椎的内外平衡，即使高度适中的工作台或桌子也应该时常换换角度，使颈部能够变化。一个与桌面呈10°~30°的斜面工作板是最好的选择。

如果所在单位有工间操活动，一定要积极参加，这对于长期伏案工作者不仅使四肢和内脏获益，对调节颈椎和整个脊柱内外平衡也很有利。如果工作单位没有工间操活动，自己可以在办公室里做一做简单的体操，上下午各1次。

得了颈椎病后怎样自我调养

颈椎病是一种慢性退行性疾病。其临床表现多种多样，尤其是椎动脉型和交感神经型颈椎病，有时确诊并非容易。一旦有了这方面的症状，一定要请专科医生帮助确诊，否则延误诊断，耽搁治疗。一旦诊断明确，在自我调养上要注意以下几个方面。

颈椎病病程比较长，椎间盘的退变、骨刺的生长、韧带钙化等与年龄增长、机体老化有关。病情常有反复，发作时症状可能比较重，影响日常生活和休息。因此，一方面要消除恐惧悲观心理，另一方面要防止得过且过的心态，积极治疗。

颈椎病急性发作期或初次发作的患者，要适当注意休息，病情严重者更要卧床休息2~3周。卧床休息使颈部肌肉放松，减轻肌肉痉挛和头部重量对椎间盘的压力，在组织受压水肿的消退方面具有重要的作用。但卧床时间不宜过长，以免发生肌肉萎缩、组织粘连、关节粘连等变化，阻碍颈椎病的康复。所以在颈椎病的间歇期和慢性期，应适当参加工作，不需长期休息。

人体犹如一部复杂的机器，时常需要加以保养。尤其是颈椎病，本身就是一种退行性病变，更要对颈部加以保护，尽量避免不必要的损伤。无论是睡眠、休息，还是学习工作，甚至日常一些动作，都要保持良好的习惯，时刻不忘颈椎的保护，同时加强颈肌的锻炼。

绝大多数颈椎病患者经非手术治疗能够缓解症状甚至治愈不复发。但每一种治疗方法均有其独特的操作、作用和适应证，需要有专科医师指导，而且有一定的疗程。切忌病急乱投医，朝三暮四，频繁更换治疗方法或多种方法杂乱并用，不但没有治疗效果，反而加重病情。

✦ 颈椎病患者日常生活中要注意什么

● 伏案工作者应注意减少久坐及连续工作的时间和强度。工作1小时后应休息15分钟，活动一下颈部，自我推拿片刻颈部肌肉，或到室外活动一下。

● 坚持体育运动或体力活动，使全身的肌肉骨骼得到充分的锻炼，增强肌肉等软组织的耐受力、抗损伤能力及提高免疫能力，但运动量应适度，尽量避免久坐、久立、久行、久卧。

● 从事弯腰低头的家务劳动不宜过久，应避免颈部劳累。

● 注意颈部保暖，颈肩部及全身应避免受凉、受潮。尽量不要在阴暗潮湿的环境中过久逗留。冬天外出应围上围巾。劳动或运动出汗后不要用冷水冲洗，不要用电风扇直吹身体散热，室内空调温度不宜过低。进入冷库工作时应穿好防寒防冻服。

● 生活要有规律，按时作息，注意营养，劳逸结合，增强体质，从根本上防治颈椎病。

● 卧姿对颈椎健康也有很大影响。一个好的睡眠体位，可以使整个脊柱的生理曲度保持在一个最佳的位置，使劳累了一天的全身肌肉和关节得到松弛和调整。颈椎病患者睡觉时宜采用的体位是：胸、腰部保持自然曲度，双髋及双膝呈屈曲状；全身肌肉放松；仰卧位最佳，侧卧位姿势次之。俯卧位不可取，这种卧姿破坏颈椎自然弯曲度。若长期取一侧卧位，使颈椎侧弯，侧方受力失衡，日久会损害健康。因此，对于侧位睡姿，宜提倡经常改变侧卧方向。

 小贴士

　　颈椎病重型患者应该做一些力所能及的家务劳动，这对患者改善身体机能、调整生活心态都有好处。可做一些简单的劳动，如整理床、摆放一些生活用具、擦桌子、扫地、洗杯子等家务。不要做强体力家务，比如搬运重物、搓洗大件衣服等。不要做动作性突然的劳动，比如跑去接听电话、开门等。

✦ 颈椎病患者如何进行良好姿势的训练

　　用什么标准来判定良好姿势和不良姿势呢？对于颈椎说来，良好的姿势应当是保持颈部平直。颈椎的不良姿势在主观上也通常可以令患者自己感到肌肉紧张、疼痛。但由于人们在日常生活中并不注意良好姿势的保持，在床上、学习桌上、椅子上工作时均不能够做到这些，久而久之，不良姿势逐渐形成，而成为颈椎病的诱发因素。

颈椎姿势训练不仅仅局限于不良姿势的矫正，还可以用于颈椎外伤康复期的锻炼。此外，通过这种训练，在很大程度上也可预防颈椎外伤后颈椎病的发生。

正确颈椎姿势的训练主要是强调椎间孔、后方关节面张开的前屈运动，以通过对颈背肌肉的放松，获得柔软性，利于肌肉痉挛的缓解来达到目的。

具体方法是：患者端坐位，保持上体正直，将 3 千克左右的沙袋置于头顶，尽可能保持头颈部直立和头顶重物的平衡，使颈部前凸减小。这种训练可每日进行 2~4 次，持续时间为 10~30 分钟，每半个月为一期，3~4 期即可达到恢复良好姿势的目的。

✦ 颈椎病患者如何选择枕头

每位颈椎病患者都有这样一种体验，如果当天夜晚睡眠体位得当，次日颈椎病的症状可以明显减轻，反之则症状加重，甚至诱发新的症状，可见颈椎病的自觉症状与睡眠姿势有着直接的关系。

颈椎在正常情况下保持一定的前屈姿势，前屈弧度深约 1.2 厘米。直立或坐位时能自行调整，卧位时只能依靠枕头来维持。人的一生至少有 1/3 时间是在床上度过，因此，如果睡眠姿势不当则易引起或加重颈椎病；反之，如果注意改善与调整颈椎在睡眠中的体位及有关因素，也可起到预防与治疗作用。因此，每位患者都应注意纠正其不良的睡眠姿势。

正常人仰卧位枕高 12 厘米左右，侧卧与肩等高，枕头的高低因人而异，约与个人拳头等高。颈椎病患者与正常人大致相同，椎体后缘增生明显者，枕头可相应偏高些；黄韧带肥厚、钙化者，枕头应偏低些。

选用什么样的枕头好呢？理想的材料应该具有一定的硬度和黏

性，而且有低弹性。精纺的羊毛毡之类的材料，作成长50厘米、宽30厘米、高7~10厘米的形状，这样的枕头使用时，头和颈部与枕头接触面较大，体重的支撑比较平均，压力的分散也就均匀，脊柱周围肌肉可得到充分放松，并且对肩部血液运行不造成压迫损害。这样的枕头还可以改善颈椎病患者的症状。

 小贴士

正常状态下颈椎的生理前凸是维持椎管内外平衡的基本条件。枕头过高，会引起颈椎后方的肌群与韧带的劳损，此时椎管内硬膜囊后壁被拉紧，并向前方移位而对颈髓形成压力。对于颈椎骨质增生者，骨刺很容易压迫脊髓或压迫脊髓前中央动脉而使颈椎病加重。如果枕头过低，会使头颈部过度后仰，不仅椎体前方的肌肉与前纵韧带易因张力加大而出现疲劳，而且还可引起颈部肌肉的慢性损伤。

颈椎病患者工作时如何调整姿势

随着现代社会的不断发展，流水线企业的专业化程度会越来越高，有些工种要求头颈固定某一姿势，这样长期紧张多年，易形成慢性劳损，破坏颈椎内外平衡，易患颈椎病。

对于低头工作或头颈部固定在某一姿势下工作的人，首先要使案台与坐椅高度相称，适合自己的身材，尽量避免过度低头屈颈，桌台可适当高些勿过低，另外，必须注意应有工间操，包括颈椎保健操。在长时间工作中，做短暂的颈部前屈、后伸、左右旋转及回环活动，可以改善颈肌疲劳，恢复最优应力状态。每天早晚坚持必要的颈部锻炼可达到预防或治疗的作用。对于专业化程度高的工作，适当改变工种，或定期轮换工作，对预防颈椎病均可起到良好的作用。

从事低头工作的人易患颈椎病，但如果长时间保持挺胸、抬头、收颌，可使颈部肌肉紧张，颈椎曲度变直，也可以产生颈椎病，即所谓"军人颈"。所以，在听报告或坐位状态，应注意放松颈部肌肉，保持颈椎自然状态。对于长年服役的军人，更应注意。

颈椎病患者如何安排床铺

各种床铺有其不同的优缺点，并与居住地区的气候、温度和湿度、个人生活习惯、经济条件等密切相关，从颈椎病的预防和治疗角度来看，如果床铺过于柔软，由于人体本身重量压迫而形成四边高、中央低的状态，不仅增加了腰背部卧侧肌肉的张力，也势必使头颈部的体位相对升高，如同高枕睡眠对头颈部的影响一样，将导致局部肌肉韧带平衡失调，从而直接影响颈椎本身的生理曲线，长年如此将加速颈椎的退行性改变，导致颈椎病的发生。因此，选择合适的床铺对颈椎病的预防和治疗也是十分重要的。

对于合适的床铺，总的要求是要有较好的透气性，能符合人体各部的生物力学要求，有利于保持颈椎、腰椎的正常生理曲线，维持脊柱的平衡状态。现将各种床铺的特点介绍如下。

棕绷床 透气性好、柔软、富有弹性。但随着使用时间的延长，铺面的棕绳会逐渐松弛，弹性就逐渐减弱，易使头颈部的体位相对升高，所以不适宜于颈椎病患者及其他脊柱疾病者使用。

铁床 包括钢丝弹簧床与一般铁床，由于有与棕绷床相似的原因而不适宜于颈椎病及其他脊柱疾病者使用，尤其是钢丝弹簧床更为不利。

木板床 可维持脊柱的平衡状态而有利于脊柱退变患者及颈椎病的防治，目前使用较多，经济实惠，但透气性稍差。

席梦思床垫 将这种类似沙发结构的弹性床垫放在床板上，可随着脊柱的生理曲线而具有相应的调节作用，甚为舒适，有很好的透气性，有利于颈椎病的防治，但席梦思床垫不能过软，质量上乘者为宜。

泡沫塑料床垫　质地柔软，感觉甚为舒适。但其最大缺点是通气性太差，不适合一般颈椎病患者使用。

火炕　为北方农村地区常用的床铺，冬季能加温，可抗寒，又有类似热疗的功效，有利于对痉挛与疼痛的肌肉、关节，起到放松和缓解的作用，可在一定程度上缓解颈椎病的症状。

气垫床、沙床、水床　采取在床垫内通过气体、沙或水的流动不断调整患者躯体的负重点，使人体各部符合正常的生物力学要求，保持脊柱的正常生理曲线。这类床虽适合脊柱及颈椎病患者使用，但价格昂贵，一般较少使用。

颈椎病患者如何选用颈围

由于各种原因，在日常生活中颈椎难免不受外界因素作用而出现超过自然生理限度的活动。如急刹车、高处跌下及意外撞击等。简易颈围对颈椎正常活动的限制仅为其活动量的20%，但在限制颈部遭受突然外力引起的极限活动方面则具有可靠的作用，这对脊髓型患者尤为重要。同时，在屈颈状态下，椎间隙内压力必然升高，与此同时，变性的髓核易向后方移位而增加对后纵韧带的压力。而颈围的使用，则可以减轻这一现象的出现。由于颈围是不完全制动的，所以颈部所需的正常活动范围有保证，患者可长时间使用。此外，由于颈椎患者的椎管内外平衡失调，颈部肌肉多有不同程度的废用性萎缩，以致肌力减弱，并易因此而引发恶性循环。在此状态下，在颈部周围附加一种支持力量，既有利于增加颈部的肌力，又有助于颈椎的恢复，从而有可能消除这一恶性循环。

简易的颈围可以自行制作。

首先选用柔软、透气、不怕水、不怕出汗和具有韧性的材料，如

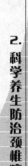

加工过的皮革、毛毡等，亦可用普通纸板或软质泡沫塑料等。

因每个人的颈围大小不一，瘦者30厘米左右，胖者45厘米以上，故用软皮尺测量患者的颈围长短，再加10厘米即为颈围长度。颈围的宽度一般在10~14厘米之间，过宽则欠舒适。

按预定的长度及宽度将原材料剪成相应大小在中央部呈弧形升高1~2厘米（最高处），此弧形范围为10~12厘米。将较宽的弧形置于颈前部，以维持颈椎的仰伸位。两端尾部各5厘米范围内宽度可窄1~2厘米。

再将裁剪下的样品置于患者颈部测试是否合适，并加以修正。

用纱布或绒布等透气性好、柔软的织物做外套。外套的外面可再加一薄套以便换洗。

最后，让患者再次试带，无不适感即缝合搭扣，一般采用塑料勾针或搭扣更为方便。

颈椎病患者使用颈围要注意什么

颈椎病患者使用颈围时要注意以下几点。

（1）戴用时间。如戴后无不适感，应经常戴用，不应随时取下。如症状轻，于外出时戴上为宜，乘车外出者尤需配戴。一般应持续配戴2~3个月。

（2）使用颈围时，颈部可按原来的正常活动幅度继续活动，但术后患者应当节制或遵医嘱。

（3）在使用颈围的过程中，不妨碍其他疗法的进行，如配合理疗、按摩等，可起到相辅相成的作用。

（4）在开始使用的1~3天可有不适感，数天后即消失。在使用过程中如症状突然加重，则应到医院做进一步检查，以防不测。

为何说卧床休息对颈椎病急性期患者很重要

实验发现，卧床休息时，腰椎间盘内压力可降低70%；而弯腰提取重物时，椎间盘内压力可增加并超过100%，故卧床休息是治疗急性椎间盘突出症重要方法之一。

虽然颈椎和腰椎所处部位不同，但该实验仍有一定的参考价值。所以，对于各型颈椎病的急性发作期或者初次发作的患者，要适当注意卧床休息2~3周。待急性期症状基本缓解之后，患者可以在围领保护之下逐渐离床活动，并积极进行项背肌肉的功能锻炼。

此外，卧床休息还能使颈部肌肉放松，减轻由于颈部肌肉痉挛和头部重量对椎间盘的压力，减少颈部活动，有利于组织充血、水肿和突出的椎间盘肿胀消退。当然卧床休息再配合牵引、理疗等则效果更好。

但是，卧床时间不宜过长，以免发生肌肉萎缩，肌肉、韧带、关节囊粘连、关节僵硬等变化，造成慢性疼痛及功能障碍，不易恢复。还要根据患者的具体情况，在各型颈椎病的间歇期和慢性期，适当安排工作，不可长期休息。

 手术后的颈椎病患者如何进行康复训练

颈椎病手术后的康复训练十分重要，它直接关系到病情的恢复和患者今后的日常生活和工作。

不悲观，不急躁，暗示自己："今天的情况比昨天好了一些，明天会更好一些"或者"我的病情比其他患者轻多了"。在手术切口及组织愈合之前不要过多、过度活动并预防术后外伤，防止手术切口开裂。如果实在觉得寂寞，多听一些你喜欢的音乐吧！或者听别人闲聊。

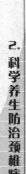

如果病情已趋平稳，可以开始康复训练，如多做一些深呼吸，这样可防止长期卧床而致的肺感染，还要进行握拳、足趾背屈等四肢远端一些小关节活动，这样有利于术后创伤恢复，还可防止肌萎缩。

在恢复期，患者先在床上运动，以后逐渐改为坐位及下床运动，此期主要是训练肌力。上肢以手部拿、抓动作为主，下肢主要是直腿抬高、伸屈活动等。

主动做一些生活自理的恢复训练。这无论从身体机能还是从心理调整方面都很有意义。

✦ 颈椎病患者如何预防猝倒

在临床上一般出现猝倒症状的时候往往表明病情已经十分严重。对于长期低头伏案工作的人说来，工作 45~60 分钟以后就要进行 10~15 分钟的休息，经常进行颈部保健操的锻炼，活动颈部关节，放松颈部肌肉，从而减轻颈部肌肉韧带的劳损，业余时间多进行户外锻炼如跑步、打球、游泳、做健身操等，有条件者还可以进行颈部自我按摩或专业按摩护理治疗等。而一旦出现症状，则需要卧床休息，及时就医。现介绍两种颈部保健操。

头颈悬吊飞燕法　在床边放软枕一个，俯卧其上，头颈部悬吊于床外，双手抱于后颈部，自己用双手将头颈向下按压一下，紧接着用力抬头、挺胸，双手同时用力向后展开，初练时做 10 次，逐渐增加至 30 次。

拿捏后颈法　仰卧于枕上，左手放在后头部，右手放在后颈部，用右手 2、3、4 指用力按揉左侧后颈部，由下而上、由上而下，各 2~3 遍。换手后同法按揉右侧后颈部。

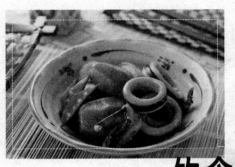

3

饮食防治颈椎病

颈椎病患者的饮食治疗原则是什么

颈椎病多发于中老年人，是随着年龄的增长，肾气渐衰而发生的病症，不是一朝一夕的治疗就能完全治好的，缓解病症要有一个过程，要根据老年人的特殊情况，制定长期的、适宜的药膳、食疗食谱。

（1）老年颈椎病患者，平时要在食疗中配用清淡而富含蛋白质、维生素和微量元素的食物用餐，特别要重视协调补充对钙吸收有特殊作用的维生素 D 以及微量元素锌、碘、磷，以促进人体骨组织的正常新陈代谢。

（2）老年人在饮食调理中，要注意卫护脾胃功能，餐饮要有规律，切实做到定时适量；尽量避免辛辣、生冷、坚硬、肥腻之物，减少伤及脾胃。

（3）老年颈椎病临床上女性多于男性，常合并有更年期综合征，在食疗中应全面考虑，兼顾妇女养护的特点，配制合理的药膳菜肴。

（4）颈椎病饮食疗法应立足于本，补肾益肝，兼顾理气养血，祛风抗邪，可供选用配餐的食物、食品与药食兼用的妙品很多，如猪肾、羊肉、羊肾、狗肉、鳝鱼、麻雀、鸽蛋、鸡蛋、鹌鹑蛋、小麦、芹菜、荠菜、黑豆、猪脑、蚌肉、淡菜、乌贼鱼、甲鱼肉、牡蛎肉、刀豆、栗子、葡萄、樱桃、核桃仁、黑芝麻、白芝麻、桑椹子、枸杞子、五味子、覆盆子、茶叶、罗布麻、红枣、龙眼、荔枝、黑木耳、银耳等。

适合颈椎病患者的茶饮有哪些

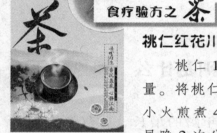

食疗验方之 茶

桃仁红花川芎蜜饮

桃仁 10 克，红花 6 克，川芎 10 克，白蜜适量。将桃仁、红花、川芎同入锅中，加水适量，用小火煎煮 40 分钟，取汁，待温后加入白蜜调服。早晚 2 次分饮。具有活血通络、行气通络的功效，适用于气滞血瘀型颈椎病。

川芎寄生茶

川芎 5 克，桑寄生 10 克，桂枝 5 克，红茶 3 克。将诸药洗净，切碎片，与红茶一同入锅，煎煮 30 分钟，去渣取汁。代茶频频饮用，当日饮用。具有温阳散寒、活血化瘀的功效，适用于太阳经督脉型、痹证型、气滞血瘀型颈椎病。

菊楂决明蜜饮

菊花 10 克，生山楂 15 克（打碎），决明子 20 克，冰糖适量。三药同煮，去渣取汁，调入冰糖。代茶饮。具有清肝疏风、活血化瘀的功效，适用于气滞血瘀型兼有头昏目眩的老年颈椎病。

适合颈椎病患者的药酒有哪些

食疗验方之 酒

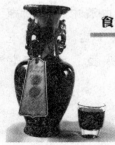

乌梢蛇酒

乌梢蛇 1 条，低度白酒 500 毫升。将乌梢蛇放入装有 500 毫升白酒的大口玻璃瓶中，加盖封口，2 周后启封饮用。每日 2 次，每次 15~20 毫升。具有祛风湿、通经络、止痹痛的功效，适用于神经根型颈椎病。

银环蛇酒

银环蛇 1 条，60 度白酒 500 毫升。将银环蛇放入装有 500 毫升白酒的大口玻璃瓶中，加盖封口，1 个月后启封饮用。每日 2 次，每次 15~20 毫升。具有搜风通络、散寒止痛的功效，适用于神经根型颈椎病。

威灵仙薏苡仁酒

威灵仙 250 克，薏苡仁 3 000 克，酒曲 150 克，低度白酒 1 000 毫升。将威灵仙碾成粗末。薏苡仁煮成粥状，冷却后掺入酒曲和威灵仙末，放入白酒缸中密封，置温暖处。7 日后表面有泡沫状，再滤去药渣即成。或将威灵仙、薏苡仁稍煮后，浸入白酒中密封浸泡 7 日，即成。每日 2 次，每次 15~20 毫升。具有祛风除湿、通经止痛的功效，适用于痹证型颈椎病。

骨刺酒

羌活、独活、牛膝各 50 克，制川乌、制草乌、酒炒大黄各 10 克，白芷、红藤、苏木各 20 克，当归、生黄芪各 30 克，草薢 60 克，低度白酒 2 000 毫升。将上述 12 味药以冷开水浸泡半小时后，滤水，晾干，加白酒 2 000 毫升，贮瓶密封，浸泡 3 个月即成。每日 2 次，每次 20~30 毫升。具有祛风散寒、活血止痛的功效，适用于太阳经督脉型、痹证型颈椎病。

复方红花酒

红花 20 克，当归尾 15 克，赤芍 15 克，川芎 15 克，官桂 10 克，低度白酒 1 000 毫升。将以上 5 味同研为粗粉，浸泡于白酒中，密封瓶口，每日振摇 1 次，7 天后开始饮用。每日 2 次，每次 1 盅（约 20 毫升）。具有活血化瘀、温通经络的功效，适用于气滞血瘀型、太阳经督脉型颈椎病。

四蛇酒

乌梢蛇 1 条，白花蛇 1 条，蝮蛇 1 条，赤练蛇 1 条，52 度白酒 2 000 毫升。将乌梢蛇、白花蛇、蝮蛇、赤练蛇宰杀后，去除内脏，洗净，烘干或风干，切成小块状，浸泡于白酒内，贮瓶密封 1 个月后即可启封饮用。每日 2 次，每次 20 毫升。具有祛风散寒、舒筋通络的功效，适用于太阳经督脉型、痹证型颈椎病。

四龙酒

地龙 20 克，制全蝎 15 克，制蜈蚣 10 克，白僵蚕 50 克，白酒 2 000 毫升。将上述 4 味药用冷开水浸泡半小时后，滤水晾干，放入白酒中，贮瓶密封，浸泡 2 周后服用。每日 2 次，每次 15~20 毫升。具有搜风定痛的功效，适用于太阳经督脉型、痹证型颈椎病。

蛇龙酒

乌梢蛇 1 条，白花蛇 1 条，壁虎 5 条，白酒 3 000 毫升。将蛇宰杀，去内脏，洗净。壁虎用冷开水浸泡 30 分钟，与蛇一同晾干，放入白酒中浸泡 2~4 周，贮瓶密封后即可开始饮用。每日 2 次，每次 15~20 毫升。具有祛风除湿止痛的功效，适用于太阳经督脉型、痹证型颈椎病。

适合颈椎病患者的米粥有哪些

丹参山楂粥

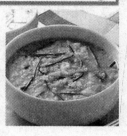

生山楂 50 克，丹参 30 克，粳米 100 克，冰糖屑适量。将生山楂、丹参洗净，再将丹参入锅，加水适量，用小火煎煮 40 分钟，除渣取汁。再放山楂片与淘净的粳米，加水适量，先用大火煮沸，再用小火熬煮成粥，后加冰糖调匀即成。早晚 2 次分食。具有活血化瘀、通经止痛的功效，适用于气滞血瘀型颈椎病。

白参枣粥

白参 3 克，大枣 10 个，粳米 50 克，白糖适量。将白参粉碎成细粉，备用。粳米用水淘洗干净，大枣洗干净去核，粳米、大枣肉放入锅中加适量水，用大火烧沸，再改小火煮熬成粥。粥成后调入白参粉及白糖即成。早晚 2 次分食。具有补益气血的功效，适用于气血不足型颈椎病。

参莲杞子粥

党参 20 克，莲子 50 克，枸杞子 15 克，粳米 50 克。将莲子用温水浸泡，剥去皮，粳米、党参、枸杞子淘洗干净，全部原料放锅中，加水适量，用大火烧沸，改小火煮成稠粥，加入冰糖融化即成。早晚 2 次分食。具有益气养血的功效，适用于气血不足型颈椎病。

当归川芎血糯粥

当归 10 克，川芎 10 克，黑木耳 20 克，血糯米 50 克，饴糖适量。将当归、川芎洗净，用布包裹。黑木耳用冷水泡发，清洗干净；血糯米用清水淘洗干净，入锅，加药袋及清水适量，大火煮沸后改用小火炖煮 30 分钟，加入黑木耳，再煮 10 分钟，加入饴糖，炖煮至木耳、糯米熟烂成粥，取出药袋即成。佐餐当点心，随量服食，当日吃完。具有补气养血、活血通络的功效，适用于气血不足、气滞血瘀型颈椎病。

当归鸡血藤粥

当归15克，鸡血藤15克，制何首乌10克，红花6克，粳米100克。将当归、鸡血藤、制何首乌、红花洗净，装入纱布药袋中。将粳米淘洗干净，与药袋一同入锅，加清水适量，大火烧沸后改用小火炖煮，至米熟烂成粥时，捞出药袋即成。早晚2次分食。具有养血活血、通络止痛的功效，适用于血虚气滞型颈椎病。

黄芪桂圆粥

黄芪20克，桂圆20克，粳米50克，白糖适量。黄芪切片，置锅中加水500毫升，煎取汁。粳米用水洗净，取黄芪液及加适量水煮沸，放桂圆同煮成粥后加适量白糖即可。早晚2次分食。具有气血双补的功效，适用于年老体弱、气血不足型颈椎病。

桑葚枣圆粥

桑葚（鲜）、大枣、糯米各50克，桂圆肉20克，冰糖适量。桑葚、大枣、糯米洗净，放锅中加水适量，用大火烧沸加桂圆肉后，改小火熬煮成粥，加冰糖适量调匀即可。早晚2次分食。具有养血益气的功效，适用于年老体弱、气血不足型颈椎病。

梨花元胡粥

梨250克，花生50克，元胡12克，粳米50克，冰糖适量。梨去皮，切碎或取汁。粳米用水洗净，花生洗后打碎，元胡用纱布包同放锅中加水适量煎，用大火煮沸小火煮成粥后除元胡纱布包，加适量冰糖即成。早晚2次分食。具有化痰活血的功效，适用于痰瘀交阻型颈椎病。

双仁鸡血藤粥

薏苡仁50克，桃仁（去皮）6克，鸡血藤15克，粳米50克，白糖适量。薏苡仁、桃仁、粳米洗净放锅中加水适当，鸡血藤先煎取汁放锅中同煮粥，加白糖适量即可。早晚2次分食。具有祛风除湿、活血止痛的功效，适用于痹证型、气滞血瘀型颈椎病。

✦ 适合颈椎病患者的点心有哪些

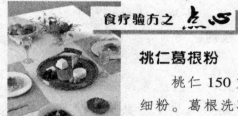

 食疗验方之 **点心**

桃仁葛根粉

桃仁150克，葛根120克。将桃仁晒干，研为细粉。葛根洗净，切片，晒干，研为细粉，与桃仁粉混合均匀后瓶装备用。每日2次，每次10克，加少量开水调成糊状，兑入适量白糖吞服。具有活血化瘀、舒筋通络的功效，适用于气滞血瘀型颈椎病。

当归川芎茶叶蛋

当归15克，川芎15克，茴香10克，红茶10克，鸡蛋10只，精盐、味精、酱油各适量。将鸡蛋洗净，入锅加水煮熟，捞出后将鸡蛋壳打碎，再入锅，加当归、川芎、茴香、红茶、酱油、精盐、味精，大火烧沸后改用小火煨煮30分钟，再浸泡1夜，次日烧沸后即成。佐餐当菜或当点心，随量食用。具有补气养血、活血化瘀、温经通络的功效，适用于气血不足兼见瘀血阻滞之颈椎病。

骨碎补鹿角霜芝麻糊

骨碎补、鹿角霜各100克，黑芝麻1000克，白糖适量。将二味中药共研为极细末，芝麻烘炒微焦后杵末，与二味药末混合，瓶装，放冰箱中冷藏。服用时取50克，加白糖，开水调服，每日2次。具有温肾壮阳、强壮筋骨、散寒止痛的功效，适用于兼有肾阳虚衰型痹证型颈椎病。

牛脊髓膏

牛脊髓250克，核桃仁250克，枸杞子100克，白芷50克，川芎各 50 克，炼蜜 700 克。将枸杞子、白芷、川芎装入锅中，加清水浸泡 6 小时，然后将锅置于火上，浓煎 2 次，每次 1 小时，过滤去渣，合并煎液，静置沉淀 2 小时，再用多层纱布过滤。将滤液先用大火煮沸，撇去浮沫，放入牛脊髓、桃核仁粉，用小火炖煮，不断搅动，防止胶化，制成清膏，兑入炼蜜，以小火煎熬，浓缩成膏。每日 2 次，每次 20 克，温开水送服。具有益肾补精、活血止痛的功效，适用于肝肾不足，兼气滞血瘀型老年颈椎病。

桃仁红花葛根粉

桃仁 150 克，红花 50 克，葛根 150 克，红糖适量。将桃仁、红花、葛根分别拣杂，桃仁、红花晒干或微火烘干，共研为细粉；葛根洗净，切片，晒干或烘干，研为细粉，与桃仁、红花粉充分拌和均匀，瓶装，备用。每日 2 次，每次 10 克，加少量开水调拌成糊状，加入适量红糖吞服。具有活血化瘀的功效，适用于气滞血瘀型颈椎病。

气血双补膏

黄芪、党参、山药、桂圆肉各 30 克，甘草 3 克，白术、枸杞子各 15 克，山萸肉、当归各 10 克，大枣 10 枚，蜂蜜 100 毫升。将上药洗净，加水 1 000 毫升，小火煎煮，取汁 500 毫升，再加水 500 毫升，小火煎煮，取汁 300 毫升。将两次药汁混合入沙锅内，小火浓缩至 500 毫升，加蜂蜜 100 毫升收膏。每日 3 次，每次 20 毫升。具有补气养血、健脾益肾的功效，适用于气血虚弱型颈椎病。

丁香姜糖

丁香粉 5 克，生姜末 30 克，白砂糖 50 克。将白砂糖加水少许，放入沙锅内，文火熬化；再加丁香粉、生姜末调匀，继续熬至挑起不粘手为度。另备一大搪瓷盆，涂以小磨麻油，将糖倾入摊平，稍冷后趁软切成块。当甜点，随意食用。具有散寒通络、和中化痰的功效，适用于太阳经督脉型颈椎病，对兼有胃寒恶心呕吐者尤为适宜。

适合颈椎病患者的炒菜有哪些

食疗验方之 菜肴

红花韭菜鳝糊

红花 2 克，韭菜 250 克，鳝鱼 250 克，料酒、精盐、味精、姜末、葱白末、水淀粉各适量。将韭菜拣洗干净，切细末，入油锅翻炒至七成熟，盛出备用。将鳝鱼入锅，加清水适量，煎煮片刻，将其处死，捞出鳝鱼，剖腹后取得长条血凝丝，切末。鳝鱼剔骨取肉，撕成丝状，与血块末一起，加红花、姜末、葱白末、料酒浸制 30 分钟。起油锅，放入鳝鱼肉、鳝血、红花，翻炒片刻后加鲜汤适量，煮沸后倒入韭菜末，加精盐、味精，再沸后调入水淀粉，勾芡即成。佐餐当菜，随量食用。具有祛风除湿、散瘀止痛的功效，适用于痹证型，气滞血瘀型颈椎病。

桃仁鸡丁

桃仁 15 克，鸡丁 100 克，菜椒 2 只，料酒、植物油、精盐、味精、水淀粉各适量。将桃仁入油锅余至微黄，捞出备用。将菜椒去籽，洗净后切块。起油锅，放入桃仁、鸡丁翻炒片刻，加料酒、清水、精盐，翻炒至鸡丁五成熟，倒入菜椒块，继续翻炒至将熟，调入水淀粉、味精等，勾芡即成。佐餐，随量食用。具有补血活血的功效，适用于血虚瘀滞引起的颈椎病。

麻辣花蛇

白花蛇 1 条，花椒、辣椒籽、生姜、料酒、酱油、精盐、麻油各适量。将白花蛇宰杀，剥皮切头，去内脏，切块。将花椒、辣椒籽洗净晒干，研粉；生姜洗净切丝。将全部用料一同入油锅余 2 分钟，捞出后去油，加料酒、酱油、精盐、清水适量，煮烂后淋入麻油即成。佐餐当菜，随量食用。具有补气活血、温阳散寒、祛风通络的功效，适用于气滞血瘀、痰瘀交阻型、气血虚弱型颈椎病。

适合颈椎病患者的炖菜有哪些

食疗验方之 菜肴

清炖乌梢蛇

乌梢蛇1条，葱段、生姜片、黄酒、精盐各适量。将乌梢蛇去皮及内脏，洗净，切成3厘米长的段，放入沙锅中，加葱段、生姜片、黄酒、清水适量，用大火烧沸后，改用小火炖至蛇肉熟透，再加精盐即成。佐餐当菜食用。具有祛风湿、通利经络的功效，适用于神经根型颈椎病。

辣椒炖蛇肉

尖头辣椒20克，乌蛇肉250克。将乌蛇宰杀后，洗净、切段，与洗净、切段的辣椒同入锅中，加葱段、姜片、料酒、酱油、白糖、清水适量，用大火烧沸后，改用小火将蛇肉煨至八成熟，放入精盐，煨炖至蛇肉熟烂即成。佐餐当菜，随量服食。具有祛风散寒、舒筋通络的功效，适用于痹证型老年颈椎病。

天麻炖鲢鱼头

天麻15克，鲢鱼头1个（约250克），葱段、生姜片、精盐、味精、料酒、麻油各适量。将天麻切成薄片，装入布袋中，与洗净、去鳃的鲢鱼头同入沙锅中，加水适量，先用大火将汤烧沸，撇去浮沫，加料酒、葱段、生姜片、精盐等调料，用小火煨炖30分钟，取出药袋，放入麻油，再烧沸即停火，放入味精适量，即成。佐餐当菜，饮汤吃鱼。具有祛风散寒、通经活络的功效，适用于痹证型颈椎病。

川芎白芷炖鳙鱼头

鳙鱼头1个，川芎6克，白芷10克，生姜片3克。先将鳙鱼头去鳃，洗净，沥干水。再将川芎、白芷、生姜分别拣杂，洗净，晾干，切成片。炒锅置火上，加植物油烧至六成热，加葱花、姜末煸炒出香，放入鳙鱼头，两面匀煸，烹入料酒，加清汤适量，倒入大炖盅内，加川芎片、白芷片、生姜片，加葱花、精盐、味精，继续煨炖30分钟，取下，调入五香粉、麻油各适量，拌匀即成。佐餐当菜，随量食用。具有行气活血、疏肝散寒的功效，适用于太阳经督脉型、痹证型、气滞血瘀型颈椎病。

✦ 适合颈椎病患者的蒸煮菜有哪些

食疗验方之 菜肴

三七煨蹄筋

. 参三七20克，威灵仙15克，水发蹄筋100克，竹笋50克，火腿肠1根，料酒、姜片、葱段、精盐、味精、水淀粉、胡椒粉各适量。将参三七、威灵仙洗净，用布袋包裹。水发蹄筋洗净，切段。竹笋切丝。火腿肠切片。将参三七、威灵仙、蹄筋一同入锅，加清水适量，大火烧开后改用小火煨煮30分钟，捞出布袋，加姜片、料酒、葱段、精盐，烧开后加入笋丝、火腿肠片，煮沸后，调入味精、水淀粉，勾芡后撒上胡椒粉即成。佐餐当菜，随量食用。具有祛风化湿、活血散瘀的功效，适用于气滞血瘀型颈椎病。

红七鸡

母鸡1只，红花5克，三七10克，枸杞子10克，猪瘦肉100克，白菜250克，面粉150克，料酒、精盐、生姜片、葱段、胡椒粉各适量。将鸡宰杀后去毛及内脏，去爪甲，洗净。将红花洗净；枸杞子、三七洗净，隔水蒸煮30分钟后，将三七切片；猪肉洗净，剁成肉泥。白菜洗净，入沸水中余一下，捞出后剁碎；面粉加水调成面团。葱、姜洗净后，少许葱切成细末，葱白切段；将部分生姜捣汁。将鸡先放入沸水中汆一下，捞出后沥干水分，将红花、三七片、枸杞子、姜片、葱白段塞入鸡腹，把鸡放入搪瓷盆内，加清汤及胡椒粉、料酒、精盐，上笼用大火蒸煮1小时，同时将猪肉泥加精盐、胡椒粉、料酒、生姜汁、白菜和少许清水搅拌成馅。将面粉揉成面团，擀皮包饺子。另锅上火，加清水，烧沸后下饺子，煮熟捞出，鸡熟时取出鸡，将鸡汤、饺子盛入瓷盆中即成。佐餐，随量食用。具有活血化瘀、消肿止痛、补益肝肾的功效，适用于肝肾亏虚、气滞血瘀型颈椎病。

刘寄奴煨老鸭

刘寄奴10克，老鸭1只，料酒、精盐、味精、胡椒粉、姜片、葱白各适量。将刘寄奴洗净，用布袋包裹。老鸭宰杀后去毛及内脏，洗净后入锅，加刘寄奴、姜片、葱白、清水适量，大火烧沸后撇去浮沫，加料酒，小火煨煮2小时，至鸭肉酥烂后，取出药袋，加精盐、味精、胡椒粉，再沸后即成。佐餐当菜，随量食用。具有补气养血、活血通络、利湿除痹的功效，适用于气血不足、痰瘀交阻型颈椎病。

巴戟杜仲狗肉煲

巴戟天10克，杜仲10克，狗肉500克，料酒、精盐、味精、红糖、姜片、葱白段各适量。将巴戟天、杜仲洗净，用纱布包裹。狗肉洗净，切块。将全部用料入锅，加姜片、葱白段、料酒、精盐、红糖、味精、清水，大火烧开后转用小火煲汤，至狗肉酥烂，取出药包即成。佐餐当菜，随量食用。具有温肾壮阳、散寒止痛、祛风除湿的功效，适用于痹证型兼有肾阳虚衰之颈椎病。

牛骨髓蒸鹌鹑蛋

牛骨髓30克，鹌鹑蛋10只。将鹌鹑蛋去壳放入碗中，加入牛骨髓，并加黄酒、精盐、味精以及鲜汤适量，上笼，用大火蒸约10分钟，即成。早晚2次分食。具有滋补肝肾的功效，适用于肝肾不足型颈椎病。

适合颈椎病患者的羹汤有哪些

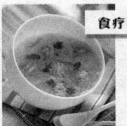

食疗验方之 汤

羊骨虾皮汤

羊胫骨500克，虾皮20克，精盐、黄酒、葱段、生姜、醋各适量。将羊胫骨洗净敲碎，与虾皮一同放入沙锅中，加水、黄酒、葱段、生姜、醋各适量，用旺火煮沸后转用小火炖煮2小时左右，加精盐调味，分次食用。佐餐当菜，随量食用。具有补肾健脾、强筋壮骨的功效，适用于痹证型兼有肾阳虚衰的颈椎病。

芪芍羊肉汤

黄芪30克，白芍20克，羊肉250克，苍术、羌活、刺五加各15克，当归、川芎各6克，白术、大枣、生姜各10克，蜜糖100克。把羊肉切片，用当归、生姜、白糖适量，花生油炙。将其他药切碎，用米酒1 500毫升煎至1000毫升，去药渣，加入锅中小火煮10分钟，加蜜糖混合，用瓶装密封备用。佐餐当菜，随量食用。具有补气养血、祛风散寒的功效，适用于气血两虚型、痹证型颈椎病。

猪尾骨汤

猪脊尾骨250克，川杜仲10克，枸杞子10克，牛膝10克，淮山药30克，植物油、精盐、味精各适量。将猪骨切碎与上药洗净放锅内，加水适量，大火煮沸，改用小火煨煮60分钟，加植物油、精盐，汤稠后调入味精即成。佐餐当汤饮用。具有补益肝肾的功效，适用于肝肾不足型颈椎病。

枸杞子猪骨汤

枸杞子50克，猪骨300克，植物油、精盐、味精各适量。将猪骨切碎，与枸杞子同入锅中，加水适量，大火煮沸，再改以小火煨煮

60分钟，加植物油、精盐，汤稠后调入味精即成。佐餐当汤饮用。具有补肾益精、强筋健骨的功效，适用于气血虚弱、肝肾不足型颈椎病。

羊肉五子汤

羊肉250克，枸杞子、桑葚子、女贞子、菟丝子、莲子各10克，精盐、味精、料酒各适量。将以上原料洗净，女贞子、菟丝子用纱布包，羊肉切片，入锅煸炒后放入沙锅内，枸杞子、桑葚子、莲子与女贞子、菟丝子药袋同入锅内，加水适量，先用大火煮沸后，改用小火煮40分钟，将菟丝子、女贞子纱布包取出，加其他配料即可。佐餐吃肉饮汤。具有补益肝肾的功效，适用于肝肾亏虚型颈椎病引起的筋肉痿软，腰膝酸软，筋脉拘挛等。

杜仲甲鱼汤

杜仲30克，甲鱼1只，植物油、精盐、味精各适量。将甲鱼宰杀，去内脏及表皮，与杜仲同入锅中，以小火炖至甲鱼熟烂，调入植物油、精盐，再炖1沸，加入味精即成。吃甲鱼饮汤。具有补肝益肾、滋阴养血的功效，适用于肝肾不足型颈椎病。

细辛川乌鸡丁羹

炙细辛1克，制川乌3克，鸡肉100克，珍珠米50克，姜末、葱末、料酒、精盐、味精各适量。将细辛、川乌洗净，鸡肉洗净切成米粒大小的丁，珍珠米磨粉。将川乌、细辛入锅，加清水适量煎煮1小时，去渣留汁入鸡丁，烧沸后加姜末、葱末、料酒、精盐、味精，煮沸后撒入珍珠米粉，勾芡即成。佐餐或当点心食用。具有散寒止痛、祛风化湿、养血健脾的功效，适用于太阳经督脉型、痹证型颈椎病。

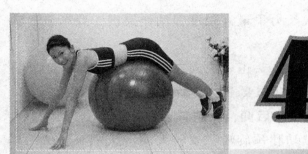

4

合理运动防治颈椎病

✦ 颈椎病患者运动有好处吗

运动可改善颈椎间关节的功能，增强颈部肌肉、韧带、关节囊等组织的紧张力，加强颈椎的稳定性，改善颈椎的血液循环，矫正不良的身体姿式，长期坚持运动有助于改善颈椎病的症状，巩固疗效，减少复发，所以在颈椎病的防治中，运动起着重要的作用。

全身运动和颈部的局部运动还可以改善颈部肌肉韧带的血供，增加肌纤维数目，使肌肉韧带更加强壮，对颈椎起到很好的固定作用，且可保护颈椎免受各种损伤。运动可使骨密度增加，防止骨质疏松，减缓退行性变，减少颈椎病的发生。活动中血液循环加快，脑及脊髓血液供应增加，从而减轻椎动脉型及脊髓型颈椎病的症状。运动还可预防肌肉萎缩、关节挛缩，延缓残疾的发生。

✦ 颈椎病患者如何做自我运动操

（1）**前后点头** 取站势，双脚分开与肩同宽（下同）。上身不动，向前点1次头再向后仰1次。力争最大限度，动作要慢，要渐进。前后各20次。

（2）**左右转头**　上身不动，头正。头向左转1次，归原位后，再向右转1次。力争最大限度，动作要慢，要渐进。左右各20次。

（3）**仰头观天**　将头尽量向后仰，眼睛观天，坚持5分钟。

（4）**旋转脖颈**　用头带动脖颈旋转，要转大圈，头距双肩的距离越近越好。先向左旋转2圈，再向右旋转2圈，不要向一侧连续旋转。动作要慢，不要闭眼睛，以免眩晕，眼睛要随之转动。左右各旋转20次。

（5）**双手托天**　半屈双臂，虚握双拳，拳与肩平。然后虚拳变掌，掌心朝上，双手慢慢用力向上高擎，如托重物。头随之仰起，眼睛观天。双手高擎20次。

（6）**单掌擎空**　左臂从旁向上举起，掌心向上，成少先队礼势；右臂同时曲肘向后背，中手指尽力摸背脊上部。左右臂如此交替，各活动20次。

（7）**向前引颈**　双手十指交叉，手心向前，双臂伸直；同时头也尽量向前伸。然后双臂收至半屈，头也恢复原位。如此活动20次。

（8）**下颌引颈**　双手抚按左右两肾处，拇指向前，四指朝后，下颌仰起，向上、向前、向下画圈，最后回归至原位，要用柔力伸延到极限，尽量画大圈。上身也随之前后呈小波浪式运动。如此引颈画圈20次。

（9）**旋腰转胯**　双手按腰肾部位，拇指向前，四指朝后。腰胯向左、向前、向后、再向左缓慢旋转一周，要最大限度地画圈。头和肩部不动，膝部不要弯曲。左右交替各旋转20次。

（10）**看后脚跟**　双脚并拢，头正身直，然后先扭头向左下后方看左脚跟；头转回到原位后，再扭头向右下后方看右脚跟。如此左右各看20次。

✦ 颈椎病患者如何做颈肩操

(1) 点头侧颈运动

预备动作：取站位，躯干挺直，双脚自然放开同肩宽，全身放松，双眼自然开合，头颈中立位，精神集中于动作。

动作分解：①双手叉腰，头颈左侧屈；②头颈右侧屈；③头颈前屈；④头颈后仰。按此反复做到第4个8拍后，头颈回到中立位。

作用：主要锻炼颈项前、后、左、右的活动功能，加速颈肌血液循环，消除阻滞，防止颈项软组织黏连和韧带钙化，消除疲劳等。

(2) 上肢旋前运动

预备动作：同上。

动作分解：①双手开掌自然放下，左手向外举起平肩水平，掌心向下，右手内收旋肩，掌心搭于左肩，头颈随右肩旋转于左边；②左右手从前方旋向右边，使右手向外平肩水平，掌心向下，左手内收旋肩，掌心搭于右肩，头颈随左肩旋转于右边。如此反复做完4个8拍后，头颈、手恢复到预备动作。

作用：主要是使颈肩部肌肉群得到锻炼，保持和增加弹性及保持颈肩关节的灵活性。

(3) 上肢旋后运动

预备动作：同上。

动作分解：①双手屈曲于背后相互抓住前臂，右手抓住左手前臂往右上肩方向拉；②左手抓住右手前臂往左上肩方向拉。按以上动作交替做完4个8拍后，双手自然放下。

作用：主要是锻炼肩关节后旋，以保持肩关节后旋的固有功能。

(4) 缩颈揉肩运动

预备动作：同上。

动作分解：①双手半握拳自然放下，缩颈，双肩旋前自揉；②颈肩收回中立位；③缩颈双肩旋后自揉；④颈肩收回中立位。按以上动作顺序做完4个8拍后，颈肩恢复预备动作。

作用：主要锻炼颈肌伸缩功能和双肩的活动功能，以保持这些软组织的自然弹性，防止粘连。

（5）拍打颈肩运动

预备动作：同上。

动作分解：①双手开掌自然放下，同步进行，左右手在胸前交叉，用掌心分别拍打左右肩峰三角肌；②同步进行，左手从前左侧方拍打左侧颈肌，右手从前右侧方拍打右侧颈肌。拍打力以自己感到舒服为宜。如此反复做完4个8拍后，回到预备动作。

作用：通过拍打左右肩峰三角肌、颈肌，可促进局部血液循环，消除隐患。

（6）捶打大椎运动

预备动作：同上。

动作分解：①双手半握拳自然放下，左手垂直自然后展，右手屈曲举起从该肩上过，用半握拳捶打大椎穴；②右手承①式动作顺势放下，垂直自然后展，左手承①式动作顺势屈曲举起从该肩上过，用半握拳捶打大椎穴。按上述动作顺序做完4个8拍后，双手收回预备动作。

作用：大椎穴是经络通向头颈部的主要交汇点之一，通过捶打大椎穴，可刺激头颈经络系统的反应，以增强免疫力，提神醒脑，消除疲劳。

（7）旋颈举臂摩圈运动

预备动作：同上。

动作分解：①双手开掌自然放下，同步进行，左手外展平肩，右手向左侧斜举，掌指均伸直放开，头颈随手旋转向左侧，双目望向双手所指的前方；②承①式动作同步进行，双手由左摩向上方至双手并肩自然举起，头颈随手旋转，至仰面朝天，双目望向天空；③承②式动作同步进行，双手由上方摩向右方，至右手外展平肩，左手向右侧斜举，头颈随手旋转向右侧，双目望向双手所指前方；④承③式动作同时进行，双手、头颈部复回预备动作。如此反复做完4个8拍动作复原。

作用：全方位锻炼，加强头颈肩臂力量。

（8）顶天压地运动

预备动作：同上。

动作分解：①双手开掌自然放下，十指交叉双手从前方举于头上，双掌心向天，头颈后仰，双目望天；②承①式动作，十指交叉双手从前方向下压，掌心向地，头颈前屈，双目向下望。如此交替进行做完4个8拍后，回到预备动作。

作用：缓解疲劳，理顺关节、韧带，吸纳天地之灵气，疏通体内之经络，以达到强壮身体的目的。对预防颈肩臂痛有很好的作用。

颈肩操可改善颈部的血液循环，松解黏连和痉挛的软组织，有独特疗效，对颈椎病有预防作用。

 # 颈椎病患者如何做舒颈操

1. 第一套

（1）左顾右盼

预备姿势：坐位或立位，两臂自然下垂（以下三节动作均同此，不另说明）。

动作：上体保持端正不动，头颈尽量向一侧旋转，直到能看到肩部，要求做到颈部有酸胀感；3~5秒钟后，再恢复到预备姿势；然后头颈向另一侧旋转，要求同上，仅方向相反。重复做5~10次。

（2）健侧牵伸

动作：头颈向健侧缓慢地侧屈，保持片刻；由此姿势再稍加用力进一步侧屈一下，这时患侧可能突然感到舒松，或者手臂部有瞬时发麻感。重复做 8~10 次。

（3）夹背牵颈

动作：两手叉腰，两臂用力向后，尽量使两肩胛骨靠拢，同时挺胸，头稍低，后颈项上拔；这样静止用力保持 10 秒钟左右；然后还原，要求做到肩胛部出现酸胀，颈项部感到舒适。重复 8~10 次。

（4）抗阻后伸

动作：两手托枕颈部，头颈用力对抗着两手阻力向后靠；静止对抗用力保持 10 秒钟；要求做到颈项部感到发热、酸胀，然后还原。重复 8~10 次。

2. 第二套

（1）与项争力

预备姿势：两脚开立，与肩同宽，两手叉腰。

动作：①抬头看天；②还原；③低头看地；④还原。上身不动，抬头时吸气，低头时呼气，呼吸自然缓慢，并逐渐加深。

作用：增强颈项部肌肉力量，可辅助治疗颈部扭伤、劳损、颈椎肥大或颈臂综合征、头颈项背筋络酸痛，如配合热敷效果更好。

（2）往后观瞧

预备姿势：同上。

动作：①头颈向右后转，眼看右方；②还原；③头颈向左后转，眼看左方；④还原。

作用：同上。与上势配合进行。

（3）前伸探海

预备姿势：同上。

动作：①头颈前伸并侧转向右下方，眼看前下方似向海底窥探一样；②还原；③头颈前伸并侧转向左前下方，眼看前下方；④还原。转动时吸气，还原时呼气。

作用：同上。

（4）回头望月

预备姿势：同上。

动作：①头颈向右后上方尽力转，眼看右后上方，似向天空观望月亮一样；②还原；③头颈转向左后上方；④还原。转动时吸气，还原时呼气。头颈转动时不必向前伸出。

作用：同上，动作速度要慢，特别是年龄较大而有头晕感觉者。

（5）颈椎转环

预备动作：同上。

动作：头颈向左、右各绕环一周。

作用：同上，本势必须在上述四势轻松完成的基础上进行。急性损伤慎用。

上述动作各操作 10~20 次，每日早晚各一遍。

中老年人活动颈部的体操应注意一定的强度和运动量，动作不宜选择过多，活动时间也不宜过长，以避免发生意外情况。

✦ 颈椎病患者如何做颈部活动操

（1）两手拇指顶住下颌慢慢往后抬，使头部保持仰伸状态，坚持 6~10 秒，重复 6 次。

（2）用一手绕过头顶置于对侧耳部，来回向左右方向扳动头部，坚持 6~10 秒，左右交替各重复 3 次。

（3）双手十指交叉抱头后部，使颈部、头部向前拔伸，坚持 6~10 秒，重复 6 次。

颈椎病患者如何做颈椎操

1. 颈部活动

（1）沿额状轴作前屈和后伸运动，即头部前屈（低头）和头部后仰。

（2）沿矢状轴作头部左右两侧摆动。

（3）沿垂直轴作头部向右、左回旋。

（4）大回旋运动，以颈胸关节为支点、头颈部为半径作 360°大范围旋转。

2. 颈部按摩

（1）沿颈椎两侧横突缘（即颈侧缘）作上下按摩，左右各 100 次。

（2）沿颈椎棘突缘，即颈后中线上下按摩。

（3）沿颈项部肌肉之压痛区上下按摩 100 次。

（4）沿颈总动脉走行，即气管与胸锁乳突肌之间沟中，有颈总动脉搏动区按摩，沿臂丛走行，在锁骨上窝中，分别向上、向下（向上肢方向）按摩。

3. 两上肢、脊柱活动

（1）双手上托运动即两手手指交叉，反掌向上，尽量伸展。

（2）单手上托：一手掌反掌向上，尽量上托，另一手掌反掌向下压。

（3）两手开弓射箭式。

（4）两手竖掌向左右平伸。

（5）拔剑运动。

（6）手–颈对抗运动。

颈椎病患者如何做自我保健操

（1）**仰面低头** 两脚平行站立，与肩同宽，双手叉腰，上体保持不动。抬头仰面望天，低头俯首看地。抬头时吸气，低头时呼气。呼吸自然缓慢，并逐渐加深。重复进行 8~10 次。

（2）**左盼右顾** 两脚平行站立，与肩同宽，双手叉腰，上体保持不动。缓慢地将头侧向左边，然后还原；再侧向右边，再还原。侧向两边时吸气，还原时呼气。呼吸自然缓慢，与头部动作配合一致，并逐步加深。重复 8~10 次。

（3）**左转右旋** 两脚平行站立，与肩同宽，双手叉腰，上体保持不动。先缓慢地将头向左侧旋转，然后还原：再将头向右侧缓慢地旋转，再还原。头部转动时吸气，还原时呼气。呼吸动作同（2）。重复8~10 次。

（4）**回头望月** 两脚并行站立，与肩同宽，双手叉腰，拇指向前。扭头带动上体向健侧转动，眼视后上方，恰似回首望明月，重复6~8 次。

（5）**金狮摇头** 两脚并行站立，与肩同宽，头部由前经左、后、右作环绕运动，略停片刻后再由前、右、后、左作环绕运动。动作要缓慢，幅度要逐渐加大。重复做 6~8 次。

（6）**拉弓射箭** 健侧腿向前跨一步，呈弓步势。患侧手作持弓势，健侧手做拉弓势，头、颈、腰随拉弓手向健侧转动。反复进行 4~6 次。

为防止头部转动而产生头晕，动作宜缓慢，循序渐进。如能配合颈椎牵引和推拿疗法进行，则疗效更加理想。

颈椎病患者如何做五分钟健颈操

（1）**摇头屈颈**　站立或坐位，头先顺时针旋转，再逆时针旋转；然后头先向右侧屈，还原后再向左侧屈，向两侧屈时应尽量使耳朵触及肩部，开始一段时间，可采用耸肩的方法帮助耳朵触肩，然后逐步减小耸肩的幅度，以便使颈部肌肉能得到更大的伸展和锻炼。反复进行4~6次。

（2）**扩胸旋肩**　两臂侧平举，掌心向前，用力后振，同时挺胸，反复4~6个节拍；然后两臂屈肘，手指触肩，以肘尖作划圈运动，向前4~6个节拍，向后4~6个节拍，前后交替进行。每4~6个节拍挺胸和两个4~6个节拍划圈为一组，每次练习4~6组。

（3）**捶肩拿肘**　两手握实拳，轮流捶击对侧肩部，反复捶击4~6次；两手抱肘，分别用拇指和中指按压对侧肘部的曲池穴和少海穴。

（4）**挥臂扣球**　两脚开立，与肩同宽。左脚向前跨一步，同时重心前移，右脚跟抬起，右臂高举，自肩部后上方向前上方挥动，形似排球扣球。然后还原，右脚向前跨一步，左脚跟抬起，挥左臂重复上述动作。左右各做一次为一组，反复4~6组。

如何做适合于非脊髓型、颈动脉型颈椎病急性发作的颈椎操

（1）**前伸探海**　两脚开立，双手叉腰。头颈前伸并侧转向左前下方，眼看左前下方。还原，头颈前伸并侧转向右前下方，眼看右前下方，再还原。左右各做一次为一组，重复4~6组。

（2）**回头望月**　两脚开立，双手叉腰。下颌先内收，向左后上方

尽力转动，眼看左后上方。缓慢还原，下颌再内收，向右后上方尽力转动，眼看右后上方，再缓慢还原。重复4~6组。做此操时，颈部需稍稍用力，保持紧张，慢慢转动，下颌微向内收，使下巴贴近胸骨，上身和腰部不要随颈部转动。

（3）**颈项侧弯**　两脚开立，与肩同宽，双手叉腰。头部保持正常位，两眼平视。颈部向左侧弯屈3次，然后再向右侧弯屈3次。左右侧各弯屈3次为一组，重复4~6组。

（4）**双手举鼎**　两脚开立，与肩同宽。两臂屈肘，双手虚握拳，平放胸前，与肩平，拳心向前。两拳逐渐松开，掌心向上，两臂向上直举，抬头向上看；停留2~3秒后，两手逐渐下降，掌也逐渐再变虚拳，低头看地。做此操时，双臂上举要用力，同时呼气；双臂下降要放松，同时吸气。重复4~6次。

（5）**转腰推碑**　两脚开立，与肩同宽。双手抱拳于腰部。先向左转体，右掌向前推出，左手仍握拳抽至左腰际。头向后转，跟随右掌推出，注视手掌动作。还原时，吸气缓慢，然后向右侧转体，完成同样动作。做此操时，转动动作要缓慢，手掌推出时要用力，同时呼气，但用力程度和转动幅度都必须循序渐进，逐步加大，不能操之过急。

（6）**幼鸟受食**　两脚开立，与肩同宽。两臂下垂在大腿两侧。动作开始时，两臂屈肘上提，两手掌与小臂平行，掌心向下，逐步提至与肩平行，然后两手掌用力向下按压。重复4~6次。做此操时，屈肘上提时要吸气，用力下压时要呼气；上提时肩部用力，下压肘手掌用力，肩部尽量放松。

（7）**左右开弓**　两脚开立，与肩同宽。两掌横放于眼前，掌心向前，拇指与四指分开，肘部斜向前方。动作开始时，两掌同时向左右两侧分开，手掌逐渐变成虚拳，两前臂逐渐与地面垂直，胸部尽量向外挺出。然后，两拳放开再变掌，还原。还原时含胸拔背。重复4~6次。做此操时，两掌分开时吸气，还原时呼气。两臂拉开时不宜下垂，向后拉开时要挺胸，夹紧肩胛骨。

（8）**凤凰展翅**　两脚开立，同肩宽，两手下垂。上身前弯，两膝稍屈，左手向左上方撩起，头颈也随向左上方转动，眼睛看左手，右手虚按左膝。还原成预备姿势，然后右手向右上方撩起，头颈向右上方转动，眼睛看右手，左手虚按右膝。左右各做一次为一组，重复4~6组。头部左转或右转时吸气，还原时呼气。此操每日做1~2次，如能结合推拿按摩和药物治疗，效果更佳。

颈椎病患者如何做强化颈部肌肉操

中老年人颈部肌肉力量较为薄弱，常有慢性颈肌劳损，可致颈部肌肉力量的不平衡，不利于维持颈椎的稳定性。因此，中老年人应像做其他运动锻炼一样，进行强化颈部肌肉的练习，其具体方法如下。

（1）用全力收缩两肩，坚持10秒，重复5~10次。

（2）两手扶前额，给予一定的阻力，用全力使颈部前屈，坚持6次，重复3~5次。

（3）一手扶头侧部，给予一定的阻力，用全力使颈部向同侧倾倒，坚持6次，左右交替，重复3~5次。

（4）双手扶头颈后部，给予一定的阻力，用全力使头部往后倾，坚持6秒，重复3~5次。

颈椎病患者如何做颈部哑铃操

颈部哑铃操既是一种医疗操，又是预防颈椎病的好办法，具体作法如下。

（1）**屈肘扩胸**　两腿分立与肩宽，两手持哑铃自然下垂，两臂平肩屈肘，同时向后扩胸，重复12~16次。

（2）**斜方出击**　两腿分立与肩宽，两手持哑铃屈肘置于胸两侧，上体稍向左转，右手向左前斜方出击，左右交替，各重复 6~8 次。

(3) **侧方出击**　两腿分立与肩宽，两手持哑铃屈肘置于胸两则，左手持哑铃向右侧方出击，左右交替，各重复 6~8 次。

(4) **上方出击**　两腿分开与肩宽，两手持哑铃屈肘置于胸两侧，右手持哑铃向上方出击，左右交替，各重复 6~8 次。

(5) **伸臂外展**　两腿分立与肩宽，双手持哑铃下垂，右上肢伸直由前向上举，左右交替，重复 6~8 次。

(6) **耸肩后旋**　两腿分立与肩宽，两手持哑铃下垂，两臂伸直向下，两肩用力向上耸起，两肩向后旋并放下，反复进行 12~16 次。

(7) **两肩后张扩胸后伸**　两腿分立与肩宽，两手持哑铃下垂，两臂伸直外旋，两肩后张，同时扩胸，重复 12~16 次。

(8) **直臂前后摆动**　两腿前后分立，两手持哑铃下垂，左右上肢伸直同时前后交替摆动，重复 6~8 次；两脚互换站立位置，同样摆动 6~8 次。

(9) **头侧屈转**　两腿分立与肩宽，两手持哑铃下垂，头颈部向左屈曲，达最大范围，再向右侧旋转到最大范围，左右交替，反复 6~8 次。

(10) **头前屈后仰**　两腿分立与肩宽，两手持哑铃下垂，头颈部前屈，尽可能达最大范围；头颈部向后仰达最大范围，重复 6~8 次。

(11) **头部旋转**　两腿分立与肩宽，两手持哑铃下垂，头颈部沿顺时针方向旋转一周，再向逆时针方向旋转一周，重复 6~8 次。

以上动作要轻柔，旋转动作因人而异，每天可做 1~2 次。

 ## 颈椎病患者如何做挺拉转颈操

(1) **预备式**　身体直立，两脚分开，与肩同宽，两手自然下垂，脊背颈椎挺直，头顶悬，下颏收，两眼向前平视；全身放松，凝神定志，自然呼吸 3 分钟。

（2）**挺拉** 头猛力上顶，产生头部被上提之感，牵引上身挺直，而腰部下沉。同时双手用力向下拉伸，十指指尖用意插地。一挺一拉，操练 20~30 遍。

（3）**转颈** 头上顶，颈挺直，慢慢向左转动，脚跟提起，两眼后看，两手尽力下伸，十指用意插地。1 分钟后，恢复预备式。再向右转，操练 20~30 分钟。当头转正前方时，必须猛吸气，收腹、收肛、收外肾；头向两侧转动时，则徐徐吐气，松腹、松肛、松外肾，但松而不懈，注意力集中在颈椎。

（4）**结束式** 双手按摩头顶，向后拢发 10 次；双手掌心按摩颈部 3 分钟，然后从上到下摩脸 7 次。

✦ 颈椎病患者如何做行气舒颈操

（1）**预备式** 两脚平行站立，与肩同宽，两臂自然下垂，掌心向内，十指微屈，全身放松；双目微闭，舌抵上腭，鼻吸鼻呼，心平气和，排除杂念，注意力集中在丹田。

（2）**双回气** 双手翻掌，掌心向上，经体前缓慢托起，捧气似球，贯入百会。翻掌，掌心向下，经体前缓慢下落至丹田。双手沿带脉转至身后，掌心向外，再翻掌，经体侧双手捧气似球，贯入丹田，恢复预备式。

（3）**点头** 以颈椎为轴，带动腰椎，下颌前点、后收。前点后收为 1 次，操练 99 次。前点时双脚十趾稍用力抓地，后收时头部尽量向后仰。

（4）**转颈** 以颈椎为轴，带动腰椎，按顺时针方向缓慢旋转 180°。头部旋转一周为 1 次，共 99 次。再逆时针方向旋转 99 次。

（5）**甩手** 双臂自然摆动。摆动时，双手十指微屈下垂，先稍用力，将双臂往后甩去，然后随其自然摆回，做到上虚下实，前松后紧。前摆时，双脚十趾抓地；后摆时，两脚跟稍微提起，双臂尽量向后甩出，头尽量后仰。前后摆动为1次，共99次。

（6）**摆手** 摆手时，身体右转45°，右手摆至背后，左手摆至右肋。再身体左转摆臂。左右摆动为1次，共99次。

（7）**拍打** 先将腰部左摆，带动左臂屈肘向后，左手叩拍命门穴，掌心朝外，右臂屈肘上摆，左右上摆，右手拍打左肩肩部，大拇指的根部接触左颈项部。再将身体右转摆臂，左右交替拍打为1次，共99次。

（8）**结束式** 翻掌，掌心向上，深呼气，边吸气边双手经体前托起，捧气似球，贯入百会。呼气时，掌心转朝下，经体前缓慢下落至丹田，双手自然下垂。然后吞津3口，双目睁开，平视前方。

颈椎病患者如何做强脊健骨操

两脚开立，与肩同宽，两臂自然下垂。

（1）**左顾右盼** 吸气时，身体端正不动，头颈缓缓向左侧旋转，直到能看到肩部，颈部有酸胀感，保持3~5秒；呼气时，头颈转正还原。左右旋转为1次，操练5~10次。感到颈项部发热酸胀后还原。操练5~10次。

（2）**左右牵引** 吸气时，身体端正不动，头颈向左侧缓缓侧屈，右臂下沉，直到右颈部有牵引感，保持3~5秒；呼气时，头颈转正还原。左右侧屈为1次，操练5~10次。

（3）**前点后收** 两手叉腰，以颈椎为轴，下颌前伸、后收画弧。吸气时，前伸使颈后部有牵引感；呼气时，后收使颈部出现上拔感。前点后收为1次，操练3~5次。

（4）**项臂争力** 两手十指交叉，放于头后枕颈部。头颈上抬，两手下压，两力相争，静力对抗 5~10 秒，感到颈项部发热酸胀后还原。操练 5~10 次。

（5）**头项旋转** 两手叉腰。以颈椎为轴，头缓缓顺时针环绕 5~10 周，再逆时针环绕 5~10 周。

（6）**颈旋拍肩** 当头腰转向左侧时，右手向左上摆，掌心拍击左肩背；左手向后摆，掌背叩打命门穴。左右交替拍打为 1 次，操练 5~10 次。

（7）**按压风池** 两手放在头后枕部，双手拇指第一节掌指面按于同侧风池穴，向上用力，顺、逆时针各旋转按压 8 次。

（8）**搓颈舒筋** 两手搓热，左手掌贴于颈后部，右手掌叠于左掌上，两掌合力来回搓擦颈项部 10~20 次，再换手搓擦 10~20 次，以颈项部微热为佳。

✦ 颈椎病患者如何做坐式脊柱操

坐式脊柱操适用于经常伏案低头工作者，简便易行，不受环境约束，可随时练习。

（1）做头前屈、后伸、左右侧屈各 3~5 次。

（2）头缓慢向左右转看肩背（头尽量向后转到最大限度）3~5 次。

（3）臀部坐在椅子的前 1/3 处，上身放松，整个上身划弧转动，先顺时针转 3~5 圈，再逆时针转 3~5 圈。

（4）伸腰挺胸，双上肢向上、后方用力伸出（俗称伸懒腰）3~5 次。

（5）双手交替拿捏后颈，同时头向后方轻微活动约 2~3 分钟。

（6）双手搓肾、腰眼约 2~3 分钟。

颈椎病患者如何做水中运动体操

在 35℃~38℃温水中做水中运动体操，对腰、背、腿痛，颈腰椎等脊柱疾病有良好的治疗作用。

- 手扶栏杆，屈肘扩胸，前撑运动。
- 手扶栏杆，左右旋转腰部。
- 手扶栏杆，双下肢交替向后举。
- 手扶栏杆，身体前倾后仰，做腰背部过伸运动。
- 手扶栏杆，身体左右侧屈运动。
- 背后手抓栏杆，身体前弓，还原。
- 手扶栏杆，收腹把膝盖贴到胸前，两腿左右交替。
- 手扶栏杆，浮在水面，两下肢做上、下打水运动。

颈椎肥大患者如何做练功操

（1）取侧卧位，头枕在硬枕上，四肢伸直，两臂贴于体侧。头微微抬离枕头，保持静止悬空，默数 1~5，然后恢复原位。休息片刻后重复上述动作，然后交换方向，做同样练习。左侧 3 次+右侧 3 次为一组，每次练习 4~6 组。

（2）取俯卧位，两腿伸直并拢，两手抱头，向上抬头 3~5 次，双手可略加压力。

（3）取仰卧位，头颈枕在扁平软枕上，两臂贴于体侧，头颈用力向枕头按压，默数到 5 或 6，然后放松还原。每次练习 4~5 次。

（4）取站立位，两腿并拢，上体稍向前倾，左臂屈肘，支撑右臂。两臂同时上下抬举，然后向前，向两侧摆晃，每次重复 4~5 次。此动作有利于保持肩关节和上肢功能完善。

（5）取仰卧位，两腿并拢。右臂放在床铺上，向上下和前方移动4~5次，每次间歇5~6秒钟，重复4~5次，然后换左臂，做同样动作，重复相同次数。

（6）预备姿势同第五节，两臂胸前屈肘，两手掌握住对侧肘部，两臂同时缓慢地向头部、腹部摆动3~4次，间歇6~8秒钟，重复2~3次。

（7）预备姿势同第五节，两手握棒于胸前，与肩同宽，直臂握棒，向头上摇动，力求向头后摆动，向上后摆动时吸气，向前下摆动时呼气，重复3~4次。

（8）坐在靠背椅上，右臂屈肘，放在桌子的方枕上，肘部与腋部位于同一水平。安静正坐10~15分钟，换左臂完成同样练习。

以上练习每天可安排进行3~4次，每次20~30分钟。练习时可选择空气流通、光线明亮的房间进行，也可选择在平坦、舒适的室外进行。着装宜宽松、柔软、轻便。

✦ 颈椎病患者如何做反走运动

反走运动对颈椎病、腰椎病，尤其是慢性腰腿痛病有很好的治疗作用，但必须持之以恒，贵在坚持。方法如下。

（1）反走前，力所能及地做3~5分钟的准备活动。

（2）反走时，立位，抬头挺胸，目视前方，两臂下垂，两手握拳（四指包住拇指），轻轻前后挥动，腿伸直，膝关节不能弯曲，向后反走，口和鼻同时呼吸，每次走300米左右，每天早晚各1次。

（3）反走结束后，两腿分开站立，闭目，全身放松，两手握拳在背后，左右交替捶击肾俞穴3~5分钟。

如何伸颈防治颈椎病

　　伸颈是再简单不过的动作了，但就是这样简单的动作却对颈椎病的防治很有益处，只要几个月坚持操练下来，颈椎疼痛现象就会好转。锻炼的方法和要求并不难，任何场合和时间都能进行。

　　双足分开近于肩宽，两手臂放在身体两侧，指尖垂直向下。坐时两手掌放在两大腿上，掌心向下。眼视前方，全身放松。抬头缓慢向上看天，要尽可能把颈伸长到最大幅度，就像长颈鹿伸长脖子吃树上的树叶那样，并将胸腹一起向上伸，不能单纯做成抬头运动。将伸长的颈，慢慢向前向下进行运动，好似公鸡啼叫时那样，身体要保持正直，不能向前弯腰，也不能单纯做成低头动作。再缓慢向后缩颈。

　　每做一次连续动作约需 1 分钟。向上伸颈和向后缩颈都要挺胸收腹，结合每人不同情况，每天做数遍，每遍重复数次。

不能下床的颈椎病患者如何锻炼

　　（1）有些患者因创伤而诱发颈椎病，当治疗颈椎病未取得满意的疗效，肢体会失去正常功能，康复期应训练如何自理生活，这种训练需根据具体环境不断地重复，才能取得成功。有可能时让患者参加家务劳动，如整理桌子、接听电话，不但减轻家庭负担，而且有利于调整精神状态。

　　（2）颈椎病患者当肌组织有萎缩时，应进行肌力训练。肌力训练包括肢体按摩及关节被动训练。步行训练和轮椅的使用是训练中较为重要的内容，下肢有部分肌力者应首先训练下肢肌力，包括直腿抬高、下肢负重抬举、伸屈活动等，下肢致残但上肢功能仍完好者或基本完好者，应根据其知识结构和爱好，学习某种特种技术和技能，修理、编织、电话接线等工作对部分患者来说仍能胜任，但应注意不宜长时间低头。

颈椎病患者如何做颈部功能练习

坚持颈部功能练习可以帮助其正常功能的维持和恢复。练习时可采用立位或坐位，两眼平视，站立时使双足分开与肩同宽，练习时双手叉腰。

（1）**颈部前屈后伸** 练习前先进行深呼吸，在吸气时颈部尽量前屈，下颌接近胸骨柄上缘，然后，在呼气时使颈部后伸至最大限度。

（2）**颈部侧屈** 在深呼吸下进行，吸气时头向左偏，呼气时使头还原，然后在深吸气时头向右偏，呼气时头还原。

（3）**颈部伸展** 在深吸气时头颈尽量伸向左前方，在呼气时使头还原；然后在深吸气时使头尽量伸向右前方，在呼气时头颈还原；以上三步均反复作 7~8 次。

（4）**颈部旋转** 头先向左侧旋转，继而向右侧旋转，反复 2~3 次，最后使头颈部做大回转动作，先向左侧回转一次，再向右侧回转一次。

颈椎病患者如何做颈部运动

引颈运动

预备：直立位，两脚开立与肩宽，双手叉腰，拇指向后。

动作：①向上引颈，同时头缓缓向左旋转至最大限度，目视左前方，然后还原；②向上引颈，同时头缓缓向右旋转至最大限度，目视右前方，然后还原；③向上引颈抬头望天至最大限度，然后还原；④引颈低头看地至最大限度，然后还原，反复做两次。

扩胸转颈运动

预备：直立位，两脚开立与肩同宽，两手虎口相对成圆形，掌心向前与眉间同高，距离面部约20厘米，目视虎口。

动作：①掌变空拳，拳心向前，然后两拳以同水平高度向左右分至体侧；②同时扩胸，头向左转，视线穿过左拳心孔远视，还原预备式；③重复以上动作，头向右转，视线穿过右拳心孔远视。重复做4~6次。

拍肩转颈运动

预备：直立位，两脚开立与肩同宽，两手自然下垂，目视前方。

动作：①右手向左上摆，掌拍左肩背，同时头尽量转向左侧至最大限度；②左手向左后摆，随着旋腰向左侧；③左手向右上摆，掌拍右肩背，同时头尽量转向右侧至最大限度，右手向右后摆，随着旋腰向右侧。如此反复做4~6次。

擦颈项运动

预备：直立位，两手指交叉放在颈项后，掌面贴颈。

动作：先左后右来回摩擦颈项，用力适当，使颈项部有微热感为度，反复进行16次。

颈椎病患者如何做倒侧行

人长期向前行，会使肌肉出现经常活动和不常活动的部分，影响肌肉的运动平衡，而倒走或侧走可弥补前行的不足，给予不经常活动的肌肉以新的刺激，促进人体平衡。

倒行中有快倒行和慢倒行。每位患者或中老年朋友可根据自己的身体情况和场地条件选择一种，循序渐进，掌握状态和效果。侧行中有左侧行和右侧行，这个更益于身体状况较差的老年人进行。方法是每天做1~2次的倒行运动，每次走10~20分钟即可。

很多老年人在锻炼身体的时候常做倒侧行运动，但不少人并没有掌握要领，只是简单地倒着往后走，这样与往前走没什么两样，达不到应有的锻炼效果。我们平时做事也好，运动也好，大部分时间脊椎是前弯的，年经月久，容易使脊椎劳损或变形。倒侧行运动则是适量地把脊椎往后"扳一扳"。倒侧行要掌握三个要领：①脖梗往后，带动头部稍仰；②两手下垂，在背后相握，带动两肩后倾；③倒走时，双膝要挺直，一定不能弯曲，这是关键，这样才能使力作用在脊椎上。另外，要注意地面的平整，以防倒走时绊倒，最好在自己熟悉的路面上做这项运动。

小 贴 士

赤足走、伸懒腰好处多。

足底是人体生命活动的一个反射区，人体所有组织器官，在足底都有自己特有的反射区。赤足走路，由于人体重力作用，足底与地面摩擦，可以在足底各反射区起到按摩作用，调整整体功能，达到强身健体的作用。

对上肢和躯干部乃至全身肌肉，伸懒腰都可起到一种反向牵拉，使全身肌肉得到舒展、放松。

✦ 颈椎病患者运动时要注意什么

（1）由于颈椎病为退变性疾病，超负荷量的活动不仅可加速或加重颈椎的病理改变，而且易引起外伤或发生意外，脊髓型颈椎病者更需引起注意。椎动脉型颈椎病者进行侧转和旋转运动易压迫椎动脉而加重原有的眩晕症状，所以椎动脉型患者侧转和旋转动作宜少做、慢做，甚至暂时不做。

（2）中老年人活动颈部的各项体操必须注意一定的强度和运动量，动作不宜选择过多，活动时间也不宜过长，以避免意外情况的发生。

（3）运动对一般疾病无特别禁忌，但下述特殊情况，不宜采用运动：①任何原因的发热患者；②收缩压大于 140 毫米汞柱、低于 90 毫米汞柱，舒张压低于 60 毫米汞柱、高于 90 毫米汞柱，并有自觉症状者；③心功能不全，伴有心源性哮喘、心源性水肿者；④患有冠心病心绞痛、近期内有心肌梗死者，严重心律不齐者；⑤高龄体弱者及体质特别虚弱者。

（4）颈椎病术后 3 个月内禁做各项颈部操，尤其是做过颈椎植骨融合或人工关节植入后的患者；脊髓型或椎动脉型颈椎病患者的运动应循序渐进，不可勉强做颈部大范围活动锻炼，否则易加重脊髓损害或压迫椎动脉而加重颈椎病病情。

✦ 颈椎病患者练气功有何原则

中医学认为，气功疗法具有调和阴阳、调畅气血、调理脏腑、调养精气神的作用。现代医学研究证明，气功疗法具有调整神经系统的兴奋与抑制过程，促进血液循环，增强心脏的功能，降低代谢率，改善消化吸收过程，矫正异常的呼吸形式，增强机体免疫防御功能等作用。

松静为主　松是前提，静是基础。无论练什么功，都需先使躯体和精神放松。在练功过程中，身体任何部位和思想情绪的紧张都必须排除。

意气相依　"意"是指思想；"气"指的是两个方面，即呼吸之气和练功中体内所产生的效应（如湿热感、麻木感、磁场感等），通常称之为"内气"。在练功过程中，要充分发挥意念的主导作用，用意念去影响呼吸，做到既练意又练气，使得意气结合。

循序渐进　气功的各种功法都有它的规律性，有一个逐步熟练的过程，因此必须按照练功要领和方法步骤由浅入深一步一步地练，切不可越级以求，也不能急于求成。宜在气功师的指导下稳步进行。

动静结合 气功锻炼根据练功时有无躯体动作，分为动功和静功。静是相对的，动是绝对的。所谓静功是指形体的静，而思维和内脏仍在活动。正因为外静内动，才有利于放松入静。

练养相兼 气功属于养生学的范畴，所以在练功过程中，要练养相兼，不能过于急躁。练养相兼有两种含义，一是在整个学习气功过程中要注意修心养性，遇事不怒，虚怀若谷，饮食起居要有规律，要能正确对待突然事件，保持身心平衡；二是练功过程中如暂时不能安静，可以通过闭目养神休息片刻，以便在继续练功中获得最佳效益。

颈椎病患者如何练静功

练功姿势分坐式或站式。坐式要求端坐于木凳，头自然竖起，眼帘下垂，沉肩坠肘，两手自然平放在大腿上，含胸，挺直腰部，双腿分开与肩同宽，肘关节屈曲90°，两足自然落地。站式采用无极式站桩，要求松静站立，两腿平行同肩宽，两肘微屈，虚领顶颈，含胸拔背，沉肩坠肘，两手自然放在两胯旁，双目垂帘。

练功程序

（1）放松阶段 重点练习放松功。采用局部放松法，身体自上而下，由前向后，从躯干到四肢，一个部位一个部位地放松。每放松一个部位，思想就注意到这个部位，使其放松，口中同时默念"放松"。放松的顺序：头皮→眼皮→颈部→胸部→腹部→背部→腰部→臀部→肘部→双手→大腿→小腿→两足。

每次练功从头到足可放松3~6遍。练功一段时间后，自己能体验到松的感觉或出现局部发热、沉重、触电等效应时，可将注意力转向颈部，并可想象颈部有温热感，待感觉明显后，再将其温热感逐渐向两上肢扩散，直至两手指端，可重复多遍。

放锅中同煮粥，加白糖适量即可。早晚 2 次分食。具有祛风除湿、活血止痛的功效，适用于痹证型、气滞血瘀型颈椎病。

✦ 适合颈椎病患者的点心有哪些

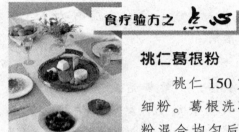

食疗验方之 **点心**

桃仁葛根粉

桃仁 150 克，葛根 120 克。将桃仁晒干，研为细粉。葛根洗净，切片，晒干，研为细粉，与桃仁粉混合均匀后瓶装备用。每日 2 次，每次 10 克，加少量开水调成糊状，兑入适量白糖吞服。具有活血化瘀、舒筋通络的功效，适用于气滞血瘀型颈椎病。

当归川芎茶叶蛋

当归 15 克，川芎 15 克，茴香 10 克，红茶 10 克，鸡蛋 10 只，精盐、味精、酱油各适量。将鸡蛋洗净，入锅加水煮熟，捞出后将鸡蛋壳打碎，再入锅，加当归、川芎、茴香、红茶、酱油、精盐、味精，大火烧沸后改用小火煨煮 30 分钟，再浸泡 1 夜，次日烧沸后即成。佐餐当菜或当点心，随量食用。具有补气养血、活血化瘀、温经通络的功效，适用于气血不足兼见瘀血阻滞之颈椎病。

骨碎补鹿角霜芝麻糊

骨碎补、鹿角霜各 100 克，黑芝麻 1 000 克，白糖适量。将二味中药共研为极细末，芝麻烘炒微焦后杵末，与二味药末混合，瓶装，放冰箱中冷藏。服用时取 50 克，加白糖，开水调服，每日 2 次。具有温肾壮阳、强壮筋骨、散寒止痛的功效，适用于兼有肾阳虚衰型痹证型颈椎病。

牛脊髓膏

牛脊髓 250 克，核桃仁 250 克，枸杞子 100 克，白芷 50 克，川芎各 50 克, 炼蜜 700 克。将枸杞子、白芷、川芎装入锅中, 加清水浸泡 6 小时, 然后将锅置于火上, 浓煎 2 次, 每次 1 小时, 过滤去渣, 合并煎液, 静置沉淀 2 小时, 再用多层纱布过滤。将滤液先用大火煮沸, 撇去浮沫, 放入牛脊髓、桃核仁粉, 用小火炖煮, 不断搅动, 防止胶化, 制成清膏, 兑入炼蜜, 以小火煎熬, 浓缩成膏。每日 2 次, 每次 20 克, 温开水送服。具有益肾补精、活血止痛的功效, 适用于肝肾不足, 兼气滞血瘀型老年颈椎病。

桃仁红花葛根粉

桃仁 150 克, 红花 50 克, 葛根 150 克, 红糖适量。将桃仁、红花、葛根分别拣杂, 桃仁、红花晒干或微火烘干, 共研为细粉; 葛根洗净, 切片, 晒干或烘干, 研为细粉, 与桃仁、红花粉充分拌和均匀, 瓶装, 备用。每日 2 次, 每次 10 克, 加少量开水调拌成糊状, 加入适量红糖吞服。具有活血化瘀的功效, 适用于气滞血瘀型颈椎病。

气血双补膏

黄芪、党参、山药、桂圆肉各 30 克, 甘草 3 克, 白术、枸杞子各 15 克, 山萸肉、当归各 10 克, 大枣 10 枚, 蜂蜜 100 毫升。将上药洗净, 加水 1 000 毫升, 小火煎煮, 取汁 500 毫升, 再加水 500 毫升, 小火煎煮, 取汁 300 毫升。将两次药汁混合入沙锅内, 小火浓缩至 500 毫升, 加蜂蜜 100 毫升收膏。每日 3 次, 每次 20 毫升。具有补气养血、健脾益肾的功效, 适用于气血虚弱型颈椎病。

丁香姜糖

丁香粉 5 克, 生姜末 30 克, 白砂糖 50 克。将白砂糖加水少许, 放入沙锅内, 文火熬化; 再加丁香粉、生姜末调匀, 继续熬至挑起不粘手为度。另备一大搪瓷盆, 涂以小磨麻油, 将糖倾入摊平, 稍冷后趁软切成块。当甜点, 随意食用。具有散寒通络、和中化痰的功效, 适用于太阳经督脉型颈椎病, 对兼有胃寒恶心呕吐者尤为适宜。

适合颈椎病患者的炒菜有哪些

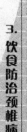

食疗验方之 菜肴

红花韭菜鳝糊

红花2克，韭菜250克，鳝鱼250克，料酒、精盐、味精、姜末、葱白末、水淀粉各适量。将韭菜拣洗干净，切细末，入油锅翻炒至七成熟，盛出备用。将鳝鱼入锅，加清水适量，煎煮片刻，将其处死，捞出鳝鱼，剖腹后取得长条血凝丝，切末。鳝鱼剔骨取肉，撕成丝状，与血块末一起，加红花、姜末、葱白末、料酒浸制30分钟。起油锅，放入鳝鱼肉、鳝血、红花，翻炒片刻后加鲜汤适量，煮沸后倒入韭菜末，加精盐、味精，再沸后调入水淀粉，勾芡即成。佐餐当菜，随量食用。具有祛风除湿、散瘀止痛的功效，适用于痹证型，气滞血瘀型颈椎病。

桃仁鸡丁

桃仁15克，鸡丁100克，菜椒2只，料酒、植物油、精盐、味精、水淀粉各适量。将桃仁入油锅氽至微黄，捞出备用。将菜椒去籽，洗净后切块。起油锅，放入桃仁、鸡丁翻炒片刻，加料酒、清水、精盐，翻炒至鸡丁五成熟，倒入菜椒块，继续翻炒至将熟，调入水淀粉、味精等，勾芡即成。佐餐，随量食用。具有补血活血的功效，适用于血虚瘀滞引起的颈椎病。

麻辣花蛇

白花蛇1条，花椒、辣椒籽、生姜、料酒、酱油、精盐、麻油各适量。将白花蛇宰杀，剥皮切头，去内脏，切块。将花椒、辣椒籽洗净晒干，研粉；生姜洗净切丝。将全部用料一同入油锅氽2分钟，捞出后去油，加料酒、酱油、精盐、清水适量，煮烂后淋入麻油即成。佐餐当菜，随量食用。具有补气活血、温阳散寒、祛风通络的功效，适用于气滞血瘀、痰瘀交阻型、气血虚弱型颈椎病。

适合颈椎病患者的炖菜有哪些

食疗验方之 菜肴

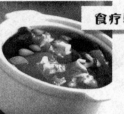

清炖乌梢蛇

乌梢蛇1条，葱段、生姜片、黄酒、精盐各适量。将乌梢蛇去皮及内脏，洗净，切成3厘米长的段，放入沙锅中，加葱段、生姜片、黄酒、清水适量，用大火烧沸后，改用小火炖至蛇肉熟透，再加精盐即成。佐餐当菜食用。具有祛风湿、通利经络的功效，适用于神经根型颈椎病。

辣椒炖蛇肉

尖头辣椒20克，乌蛇肉250克。将乌蛇宰杀后，洗净、切段，与洗净、切段的辣椒同入锅中，加葱段、姜片、料酒、酱油、白糖、清水适量，用大火烧沸后，改用小火将蛇肉煨至八成熟，放入精盐，煨炖至蛇肉熟烂即成。佐餐当菜，随量服食。具有祛风散寒、舒筋通络的功效，适用于痹证型老年颈椎病。

天麻炖鲢鱼头

天麻15克，鲢鱼头1个（约250克），葱段、生姜片、精盐、味精、料酒、麻油各适量。将天麻切成薄片，装入布袋中，与洗净、去鳃的鲢鱼头同入沙锅中，加水适量，先用大火将汤烧沸，撇去浮沫，加料酒、葱段、生姜片、精盐等调料，用小火煨炖30分钟，取出药袋，放入麻油，再烧沸即停火，放入味精适量，即成。佐餐当菜，饮汤吃鱼。具有祛风散寒、通经活络的功效，适用于痹证型颈椎病。

川芎白芷炖鳙鱼头

鳙鱼头1个，川芎6克，白芷10克，生姜片3克。先将鳙鱼头去鳃，洗净，沥干水。再将川芎、白芷、生姜分别拣杂，洗净，晾干，切成片。炒锅置火上，加植物油烧至六成热，加葱花、姜末煸炒出香，放入鳙鱼头，两面匀煸，烹入料酒，加清汤适量，倒入大炖盅内，加川芎片、白芷片、生姜片，加葱花、精盐、味精，继续煨炖30分钟，取下，调入五香粉、麻油各适量，拌匀即成。佐餐当菜，随量食用。具有行气活血、疏肝散寒的功效，适用于太阳经督脉型、痹证型、气滞血瘀型颈椎病。

适合颈椎病患者的蒸煮菜有哪些

食疗验方之 菜肴

三七煨蹄筋

参三七20克，威灵仙15克，水发蹄筋100克，竹笋50克，火腿肠1根，料酒、姜片、葱段、精盐、味精、水淀粉、胡椒粉各适量。将参三七、威灵仙洗净，用布袋包裹。水发蹄筋洗净，切段。竹笋切丝。火腿肠切片。将参三七、威灵仙、蹄筋一同入锅，加清水适量，大火烧开后改用小火煨煮30分钟，捞出布袋，加姜片、料酒、葱段、精盐，烧开后加入笋丝、火腿肠片，煮沸后，调入味精、水淀粉，勾芡后撒上胡椒粉即成。佐餐当菜，随量食用。具有祛风化湿、活血散瘀的功效，适用于气滞血瘀型颈椎病。

红七鸡

母鸡1只，红花5克，三七10克，枸杞子10克，猪瘦肉100克，白菜250克，面粉150克，料酒、精盐、生姜片、葱段、胡椒粉各适量。将鸡宰杀后去毛及内脏，去爪甲，洗净。将红花洗净；枸杞子、三七洗净，隔水蒸煮30分钟后，将三七切片；猪肉洗净，剁成肉泥。白菜洗净，入沸水中余一下，捞出后剁碎；面粉加水调成面

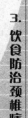

团。葱、姜洗净后，少许葱切成细末，葱白切段；将部分生姜捣汁。将鸡先放入沸水中余一下，捞出后沥干水分，将红花、三七片、枸杞子、姜片、葱白段塞入鸡腹，把鸡放入搪瓷盆内，加清汤及胡椒粉、料酒、精盐，上笼用大火蒸煮1小时，同时将猪肉泥加精盐、胡椒粉、料酒、生姜汁、白菜和少许清水搅拌成馅。将面粉揉成面团，擀皮包饺子。另锅上火，加清水，烧沸后下饺子，煮熟捞出，鸡熟时取出鸡，将鸡汤、饺子盛入瓷盆中即成。佐餐，随量食用。具有活血化瘀、消肿止痛、补益肝肾的功效，适用于肝肾亏虚、气滞血瘀型颈椎病。

刘寄奴煨老鸭

刘寄奴10克，老鸭1只，料酒、精盐、味精、胡椒粉、姜片、葱白各适量。将刘寄奴洗净，用布袋包裹。老鸭宰杀后去毛及内脏，洗净后入锅，加刘寄奴、姜片、葱白、清水适量，大火烧沸后撇去浮沫，加料酒，小火煨煮2小时，至鸭肉酥烂后，取出药袋，加精盐、味精、胡椒粉，再沸后即成。佐餐当菜，随量食用。具有补气养血、活血通络、利湿除痹的功效，适用于气血不足、痰瘀交阻型颈椎病。

巴戟杜仲狗肉煲

巴戟天10克，杜仲10克，狗肉500克，料酒、精盐、味精、红糖、姜片、葱白段各适量。将巴戟天、杜仲洗净，用纱布包裹。狗肉洗净，切块。将全部用料入锅，加姜片、葱白段、料酒、精盐、红糖、味精、清水，大火烧开后转用小火煲汤，至狗肉酥烂，取出药包即成。佐餐当菜，随量食用。具有温肾壮阳、散寒止痛、祛风除湿的功效，适用于痹证型兼有肾阳虚衰之颈椎病。

牛骨髓蒸鹌鹑蛋

牛骨髓30克，鹌鹑蛋10只。将鹌鹑蛋去壳放入碗中，加入牛骨髓，并加黄酒、精盐、味精以及鲜汤适量，上笼，用大火蒸约10分钟，即成。早晚2次分食。具有滋补肝肾的功效，适用于肝肾不足型颈椎病。

适合颈椎病患者的羹汤有哪些

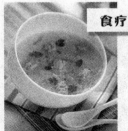

食疗验方之 _汤_

羊骨虾皮汤

羊胫骨500克，虾皮20克，精盐、黄酒、葱段、生姜、醋各适量。将羊胫骨洗净敲碎，与虾皮一同放入沙锅中，加水、黄酒、葱段、生姜、醋各适量，用旺火煮沸后转用小火炖煮2小时左右，加精盐调味，分次食用。佐餐当菜，随量食用。具有补肾健脾、强筋壮骨的功效，适用于痹证型兼有肾阳虚衰的颈椎病。

芪芍羊肉汤

黄芪30克，白芍20克，羊肉250克，苍术、羌活、刺五加各15克，当归、川芎各6克，白术、大枣、生姜各10克，蜜糖100克。把羊肉切片，用当归、生姜、白糖适量，花生油炙。将其他药切碎，用米酒1 500毫升煎至1000毫升，去药渣，加入锅中小火煮10分钟，加蜜糖混合，用瓶装密封备用。佐餐当菜，随量食用。具有补气养血、祛风散寒的功效，适用于气血两虚型、痹证型颈椎病。

猪尾骨汤

猪脊尾骨250克，川杜仲10克，枸杞子10克，牛膝10克，淮山药30克，植物油、精盐、味精各适量。将猪骨切碎与上药洗净放锅内，加水适量，大火煮沸，改用小火煨煮60分钟，加植物油、精盐，汤稠后调入味精即成。佐餐当汤饮用。具有补益肝肾的功效，适用于肝肾不足型颈椎病。

枸杞子猪骨汤

枸杞子50克，猪骨300克，植物油、精盐、味精各适量。将猪骨切碎，与枸杞子同入锅中，加水适量，大火煮沸，再改以小火煨煮

60分钟，加植物油、精盐，汤稠后调入味精即成。佐餐当汤饮用。具有补肾益精、强筋健骨的功效，适用于气血虚弱、肝肾不足型颈椎病。

羊肉五子汤

羊肉250克，枸杞子、桑葚子、女贞子、菟丝子、莲子各10克，精盐、味精、料酒各适量。将以上原料洗净，女贞子、菟丝子用纱布包，羊肉切片，入锅煸炒后放入沙锅内，枸杞子、桑葚子、莲子与女贞子、菟丝子药袋同入锅内，加水适量，先用大火煮沸后，改用小火煮40分钟，将菟丝子、女贞子纱布包取出，加其他配料即可。佐餐吃肉饮汤。具有补益肝肾的功效，适用于肝肾亏虚型颈椎病引起的筋肉痿软，腰膝酸软，筋脉拘挛等。

杜仲甲鱼汤

杜仲30克，甲鱼1只，植物油、精盐、味精各适量。将甲鱼宰杀，去内脏及表皮，与杜仲同入锅中，以小火炖至甲鱼熟烂，调入植物油、精盐，再炖1沸，加入味精即成。吃甲鱼饮汤。具有补肝益肾、滋阴养血的功效，适用于肝肾不足型颈椎病。

细辛川乌鸡丁羹

炙细辛1克，制川乌3克，鸡肉100克，珍珠米50克，姜末、葱末、料酒、精盐、味精各适量。将细辛、川乌洗净，鸡肉洗净切成米粒大小的丁，珍珠米磨粉。将川乌、细辛入锅，加清水适量煎煮1小时，去渣留汁入鸡丁，烧沸后加姜末、葱末、料酒、精盐、味精，煮沸后撒入珍珠米粉，勾芡即成。佐餐或当点心食用。具有散寒止痛、祛风化湿、养血健脾的功效，适用于太阳经督脉型、痹证型颈椎病。

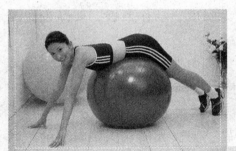
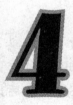

合理运动防治颈椎病

颈椎病患者运动有好处吗

运动可改善颈椎间关节的功能，增强颈部肌肉、韧带、关节囊等组织的紧张力，加强颈椎的稳定性，改善颈椎的血液循环，矫正不良的身体姿式，长期坚持运动有助于改善颈椎病的症状，巩固疗效，减少复发，所以在颈椎病的防治中，运动起着重要的作用。

全身运动和颈部的局部运动还可以改善颈部肌肉韧带的血供，增加肌纤维数目，使肌肉韧带更加强壮，对颈椎起到很好的固定作用，且可保护颈椎免受各种损伤。运动可使骨密度增加，防止骨质疏松，减缓退行性变，减少颈椎病的发生。活动中血液循环加快，脑及脊髓血液供应增加，从而减轻椎动脉型及脊髓型颈椎病的症状。运动还可预防肌肉萎缩、关节挛缩，延缓残疾的发生。

颈椎病患者如何做自我运动操

（1）前后点头　取站势，双脚分开与肩同宽（下同）。上身不动，向前点 1 次头再向后仰 1 次。力争最大限度，动作要慢，要渐进。前后各 20 次。

（2）**左右转头** 上身不动，头正。头向左转 1 次，归原位后，再向右转 1 次。力争最大限度，动作要慢，要渐进。左右各 20 次。

（3）**仰头观天** 将头尽量向后仰，眼睛观天，坚持 5 分钟。

（4）**旋转脖颈** 用头带动脖颈旋转，要转大圈，头距双肩的距离越近越好。先向左旋转 2 圈，再向右旋转 2 圈，不要向一侧连续旋转。动作要慢，不要闭眼睛，以免眩晕，眼睛要随之转动。左右各旋转 20 次。

（5）**双手托天** 半屈双臂，虚握双拳，拳与肩平。然后虚拳变掌，掌心朝上，双手慢慢用力向上高擎，如托重物。头随之仰起，眼睛观天。双手高擎 20 次。

（6）**单掌擎空** 左臂从旁向上举起，掌心向上，成少先队礼势；右臂同时曲肘向后背，中手指尽力摸背脊上部。左右臂如此交替，各活动 20 次。

（7）**向前引颈** 双手十指交叉，手心向前，双臂伸直；同时头也尽量向前伸。然后双臂收至半屈，头也恢复原位。如此活动 20 次。

（8）**下颌引颈** 双手抚按左右两肾处，拇指向前，四指朝后，下颌仰起，向上、向前、向下画圈，最后回归至原位，要用柔力伸延到极限，尽量画大圈。上身也随之前后呈小波浪式运动。如此引颈画圈 20 次。

（9）**旋腰转胯** 双手按腰肾部位，拇指向前，四指朝后。腰胯向左、向前、向后、再向左缓慢旋转一周，要最大限度地画圈。头和肩部不动，膝部不要弯曲。左右交替各旋转 20 次。

（10）**看后脚跟** 双脚并拢，头正身直，然后先扭头向左下后方看左脚跟；头转回到原位后，再扭头向右下后方看右脚跟。如此左右各看 20 次。

颈椎病患者如何做颈肩操

（1）点头侧颈运动

预备动作：取站位，躯干挺直，双脚自然放开同肩宽，全身放松，双眼自然开合，头颈中立位，精神集中于动作。

动作分解：①双手叉腰，头颈左侧屈；②头颈右侧屈；③头颈前屈；④头颈后仰。按此反复做到第4个8拍后，头颈回到中立位。

作用：主要锻炼颈项前、后、左、右的活动功能，加速颈肌血液循环，消除阻滞，防止颈项软组织黏连和韧带钙化，消除疲劳等。

（2）上肢旋前运动

预备动作：同上。

动作分解：①双手开掌自然放下，左手向外举起平肩水平，掌心向下，右手内收旋肩，掌心搭于左肩，头颈随右肩旋转于左边；②左右手从前方旋向右边，使右手向外平肩水平，掌心向下，左手内收旋肩，掌心搭于右肩，头颈随左肩旋转于右边。如此反复做完4个8拍后，头颈、手恢复到预备动作。

作用：主要是使颈肩部肌肉群得到锻炼，保持和增加弹性及保持颈肩关节的灵活性。

（3）上肢旋后运动

预备动作：同上。

动作分解：①双手屈曲于背后相互抓住前臂，右手抓住左手前臂往右上肩方向拉；②左手抓住右手前臂往左上肩方向拉。按以上动作交替做完4个8拍后，双手自然放下。

作用：主要是锻炼肩关节后旋，以保持肩关节后旋的固有功能。

（4）缩颈揉肩运动

预备动作：同上。

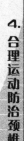

动作分解：①双手半握拳自然放下，缩颈，双肩旋前自揉；②颈肩收回中立位；③缩颈双肩旋后自揉；④颈肩收回中立位。按以上动作顺序做完4个8拍后，颈肩恢复预备动作。

作用：主要锻炼颈肌伸缩功能和双肩的活动功能，以保持这些软组织的自然弹性，防止粘连。

（5）拍打颈肩运动

预备动作：同上。

动作分解：①双手开掌自然放下，同步进行，左右手在胸前交叉，用掌心分别拍打左右肩峰三角肌；②同步进行，左手从前左侧方拍打左侧颈肌，右手从前右侧方拍打右侧颈肌。拍打力以自己感到舒服为宜。如此反复做完4个8拍后，回到预备动作。

作用：通过拍打左右肩峰三角肌、颈肌，可促进局部血液循环，消除隐患。

（6）捶打大椎运动

预备动作：同上。

动作分解：①双手半握拳自然放下，左手垂直自然后展，右手屈曲举起从该肩上过，用半握拳捶打大椎穴；②右手承①式动作顺势放下，垂直自然后展，左手承①式动作顺势屈曲举起从该肩上过，用半握拳捶打大椎穴。按上述动作顺序做完4个8拍后，双手收回预备动作。

作用：大椎穴是经络通向头颈部的主要交汇点之一，通过捶打大椎穴，可刺激头颈经络系统的反应，以增强免疫力，提神醒脑，消除疲劳。

（7）旋颈举臂摩圈运动

预备动作：同上。

动作分解：①双手开掌自然放下，同步进行，左手外展平肩，右手向左侧斜举，掌指均伸直放开，头颈随手旋转向左侧，双目望向双手所指的前方；②承①式动作同步进行，双手由左摩向上方至双手并肩自然举起，头颈随手旋转，至仰面朝天，双目望向天空；③承②式动作同步进行，双手由上方摩向右方，至右手外展平肩，左手向右侧斜举，头颈随手旋转向右侧，双目望向双手所指前方；④承③式动作同时进行，双手、头颈部复回预备动作。如此反复做完4个8拍动作复原。

作用：全方位锻炼，加强头颈肩臂力量。

（8）顶天压地运动

预备动作：同上。

动作分解：①双手开掌自然放下，十指交叉双手从前方举于头上，双掌心向天，头颈后仰，双目望天；②承①式动作，十指交叉双手从前方向下压，掌心向地，头颈前屈，双目向下望。如此交替进行做完4个8拍后，回到预备动作。

作用：缓解疲劳，理顺关节、韧带，吸纳天地之灵气，疏通体内之经络，以达到强壮身体的目的。对预防颈肩臂痛有很好的作用。

颈肩操可改善颈部的血液循环，松解黏连和痉挛的软组织，有独特疗效，对颈椎病有预防作用。

 # 颈椎病患者如何做舒颈操

1. 第一套

（1）左顾右盼

预备姿势：坐位或立位，两臂自然下垂（以下三节动作均同此，不另说明）。

动作：上体保持端正不动，头颈尽量向一侧旋转，直到能看到肩部，要求做到颈部有酸胀感；3~5秒钟后，再恢复到预备姿势；然后头颈向另一侧旋转，要求同上，仅方向相反。重复做5~10次。

（2）健侧牵伸

动作：头颈向健侧缓慢地侧屈，保持片刻；由此姿势再稍加用力进一步侧屈一下，这时患侧可能突然感到舒松，或者手臂部有瞬时发麻感。重复做 8~10 次。

（3）夹背牵颈

动作：两手叉腰，两臂用力向后，尽量使两肩胛骨靠拢，同时挺胸，头稍低，后颈项上拔；这样静止用力保持 10 秒钟左右；然后还原，要求做到肩胛部出现酸胀，颈项部感到舒适。重复 8~10 次。

（4）抗阻后伸

动作：两手托枕颈部，头颈用力对抗着两手阻力向后靠；静止对抗用力保持 10 秒钟；要求做到颈项部感到发热、酸胀，然后还原。重复 8~10 次。

2. 第二套

（1）与项争力

预备姿势：两脚开立，与肩同宽，两手叉腰。

动作：①抬头看天；②还原；③低头看地；④还原。上身不动，抬头时吸气，低头时呼气，呼吸自然缓慢，并逐渐加深。

作用：增强颈项部肌肉力量，可辅助治疗颈部扭伤、劳损、颈椎肥大或颈臂综合征、头颈项背筋络酸痛，如配合热敷效果更好。

（2）往后观瞧

预备姿势：同上。

动作：①头颈向右后转，眼看右方；②还原；③头颈向左后转，眼看左方；④还原。

作用：同上。与上势配合进行。

（3）前伸探海

预备姿势：同上。

动作：①头颈前伸并侧转向右下方，眼看前下方似向海底窥探一样；②还原；③头颈前伸并侧转向左前下方，眼看前下方；④还原。转动时吸气，还原时呼气。

作用：同上。

（4）**回头望月**

预备姿势：同上。

动作：①头颈向右后上方尽力转，眼看右后上方，似向天空观望月亮一样；②还原；③头颈转向左后上方；④还原。转动时吸气，还原时呼气。头颈转动时不必向前伸出。

作用：同上，动作速度要慢，特别是年龄较大而有头晕感觉者。

（5）**颈椎转环**

预备动作：同上。

动作：头颈向左、右各绕环一周。

作用：同上，本势必须在上述四势轻松完成的基础上进行。急性损伤慎用。

上述动作各操作 10~20 次，每日早晚各一遍。

中老年人活动颈部的体操应注意一定的强度和运动量，动作不宜选择过多，活动时间也不宜过长，以避免发生意外情况。

◆ 颈椎病患者如何做颈部活动操

（1）两手拇指顶住下颌慢慢往后抬，使头部保持仰伸状态，坚持 6~10 秒，重复 6 次。

（2）用一手绕过头顶置于对侧耳部，来回向左右方向扳动头部，坚持 6~10 秒，左右交替各重复 3 次。

（3）双手十指交叉抱头后部，使颈部、头部向前拔伸，坚持 6~10 秒，重复 6 次。

颈椎病患者如何做颈椎操

1. 颈部活动

（1）沿额状轴作前屈和后伸运动，即头部前屈（低头）和头部后仰。

（2）沿矢状轴作头部左右两侧摆动。

（3）沿垂直轴作头部向右、左回旋。

（4）大回旋运动，以颈胸关节为支点、头颈部为半径作360°大范围旋转。

2. 颈部按摩

（1）沿颈椎两侧横突缘（即颈侧缘）作上下按摩，左右各100次。

（2）沿颈椎棘突缘，即颈后中线上下按摩。

（3）沿颈项部肌肉之压痛区上下按摩100次。

（4）沿颈总动脉走行，即气管与胸锁乳突肌之间沟中，有颈总动脉搏动区按摩，沿臂丛走行，在锁骨上窝中，分别向上、向下（向上肢方向）按摩。

3. 两上肢、脊柱活动

（1）双手上托运动即两手手指交叉，反掌向上，尽量伸展。

（2）单手上托：一手掌反掌向上，尽量上托，另一手掌反掌向下压。

（3）两手开弓射箭式。

（4）两手竖掌向左右平伸。

（5）拔剑运动。

（6）手–颈对抗运动。

为每次每千克体重 0.5 克，每日 3~4 次。服药后 30~60 分钟即产生脱水作用，可持续 3~4 小时。甘油无毒性，但有时有恶心和腹胀现象。

何谓颈椎病的局部封闭疗法

由于颈椎病给患者带来疼痛，经常要用止痛片止痛，严重时也可以用封闭疗法来缓解疼痛症状。一般的封闭疗法是在穴位或局部压痛最明显处，选用 1%普鲁卡因 3~5 毫升注射，可减轻疼痛症状。但这种方法对神经根型或脊髓型的疼痛，则很难取得明显的效果。

除了采用颈部穴位和痛点注射法外，目前还在某些医院开展了椎体前外侧、椎间盘内和星状神经节的局部封闭法。应用封闭的药液主要为 1%普鲁卡因加地塞米松 10 毫克。进行椎体前外侧、椎间盘内注射时，患者仰卧，头稍旋向健侧，以病椎为中心，消毒后局麻，用左手食、中指垂直压放于颈动脉与气管食管之间，指端稳定地压于椎体前侧面，于颈动脉内侧刺入注射针头 1 厘米，即可触及椎体，将药液浸润地注射到椎体筋膜、前纵韧带与骨膜下，范围包括两个椎体，然后在骨面上移动针头刺入椎间盘内 0.8~1 厘米，再注入药液 0.5~2 毫升。星状神经节的封闭则是将药液直接注入神经节处。一般 2~5 次为一疗程，每次间隔 3~7 天。封闭药液，除激素、普鲁卡因外，B 族维生素、葡萄糖液、中药针剂等也较为常用，治疗效果一般较好。

何谓颈椎病的髓核化学溶解法

髓核化学溶解法最早是用于治疗腰椎间盘突出症，后逐渐用于颈椎病，尤其用于颈椎椎间盘突出的治疗。当患者用牵引、理疗、按摩等其他非手术方法治疗无效，但又不大适宜做手术时，可以在借助 CT、核磁共振等特殊检查明确诊断的前提下，选择性地应用这种治疗，用药为番木瓜凝乳蛋白酶。

在颈部常规消毒、麻醉下，用注射器直接将番木瓜凝乳蛋白酶注射到病变颈椎椎间盘内。由于番木瓜凝乳蛋白酶可消化髓核中的多肽蛋白原分子基质，导致髓核脱水、皱缩，从而减少或消除突出或脱出的椎间盘对神经根的刺激或压迫，从而达到治疗的目的。

髓核化学溶解法虽比较简单，但操作需要有一定的手法技巧，多数患者均可在门诊进行治疗，但是对于曾经用过番木瓜乳蛋白酶的患者，再次使用时，要警惕可能患者机体已被致敏，有产生过敏的并发症的可能。

颈椎病患者如何进行穴位注射治疗

在颈椎病早期或急性阶段，采用热疗、针灸、按摩、电疗、口服中西药，均可调节血管活动、消散炎症反应，达到临床治愈。但是，反复发作转入慢性阶段后，产生了纤维变性增生、组织黏连、小血管闭塞、局部缺血淤血，出现慢性疼痛、肢体麻木时，则迁延难治。

玻璃酸酶注射疗法可调节氨基多糖代谢，促进增生的纤维组织吸收，解除黏连，使组织血管再生，改善循环，消除疼痛，疗效显著，远期效果好。

肩胛内角区注射时，患者可出现向颈后和头后部、下颌区以及肩臂至手指的感觉传导。无论穴位还是压痛点区，它们都有病理反应性及生理调节性特征和躯干的网点分布的特征。对穴位与压痛点的观察，将对穴位的解剖定位有重要意义。

机体依靠自身的调节能力，促使病理过程逆转，使之回复到原本的生命状态。中西医结合立足于躯体与内脏相关及代谢、功能、结构统一的整体观。临床观察发现，玻璃酸酶穴位注射在解除颈肩痛的同时，减轻和治疗了慢性咽炎、喉炎。这里玻璃酸酶的作用是调节代谢，而进一步的改善循环、消除炎症是靠机体自身的调整能力完成的。

物理疗法是如何治疗颈椎病的

物理疗法简称为理疗，是用物理因子进行疾病治疗的自然疗法。物理因子包括日光、大气、水、泥等天然物理因子和电、磁、声、光等人工物理因子。应用这些物理因子作用于机体，借助于神经体液的作用，诱发全身性反应及颈椎局部反应，而发挥防病治病效果。理疗对颈椎病有下述益处：

● 改善神经根、脊髓及颈部的血液供应和营养状态，加速神经根及其周围关节囊、韧带等软组织的炎症水肿的吸收；

● 改善颈部肌肉等软组织的血液循环，缓解颈部肌肉痉挛，恢复颈肌平衡；

● 改善颈椎椎体功能；

● 延缓或减轻椎间关节、关节囊、韧带的钙化或骨化过程。

离子导入疗法如何治疗颈椎病

离子导入疗法又称直流电离子导入疗法，是利用直流电将药物离子通过完整的皮肤或黏膜导入人体治疗疾病的一种物理疗法。

离子导入疗法使用时可选用衬垫法、水浴法、体腔法等。

衬垫法最为常用，治疗时将用药液浸湿的药物衬垫直接置于治疗部位的皮肤上，在药垫上再放置以水浸湿的布衬垫、金属电极板等。放置药垫的电极称为主电极，另一极为辅电极。主电极经导线与治疗机的一个输出端相联接（其极性必须与拟导入药物离子的极性相同），辅电极与治疗机的另一输出端相接。亦可将与阳极及阴极相联的衬垫都用药液浸湿，同时分别导入不同极性的药物离子。

水浴法适用于前臂、小腿、手、足、指、趾等部位。治疗时将药

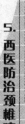

液盛于水槽内，使治疗部位浸入水浴中，主电极置于水槽内壁，辅电极置于水槽的另一端或固定于身体的相应部位。

进行体腔治疗时，应选用特制的体腔电极（一般以硬橡皮、有机玻璃或其他材料制成）。先将体腔电极插入阴道、直肠等体腔内，然后往电极内灌注一定量的药液，辅电极置于身体的适当部位。应用离子导入疗法的药物有碘化钾、普鲁卡因、冰醋酸、陈醋、威灵仙及草乌浸出液和一些自配中药制剂等。

离子导入疗法治疗颈椎病具有促进颈部血液循环，舒张血管，增加局部血流量，改善局部组织营养，减轻组织水肿和缺氧状态，减少疼痛，改善局部代谢，减轻炎性反应等作用。

> **小贴士**
>
> 　　离子导入疗法所需治疗设备有治疗机、导线、电极板、衬垫、固定电极用品、专用药液及专用的药物衬垫。选用的药物必须能电离成带正电荷或负电荷的离子（或胶体质点）。常用药可配制成 2%～10% 的水溶液。剧毒药的浓度及剂量应严格掌握。

✦ 热射线疗法如何治疗颈椎病

热射线疗法又称红外线疗法，是利用热射线作用治疗疾病的一种自然疗法。任何物体的温度高于绝对零度（-273℃）时，均可辐射出红外线。红外线是一种不可见光线，因位于可见光谱红色光线之外而得名，物体吸收红外线后将被加热，所以又称热射线疗法。

热射线疗法常用的治疗设备为伴发可见光线的红外线辐射器（分立地式及台式或手提式两种）、不伴发可见光线的红外线辐射器、光热浴器（现已很少应用）几种。

治疗方法有以下几种。①全身或半身照射：多利用光热浴器进行。②局部照射：可用伴可见光或不伴可见光的辐射器直接照射局部皮肤，对于深部组织病变以用伴可见光的辐射器为宜。治疗时皮肤应裸露，辐射器与皮肤间的距离一般为 30~60 厘米，距离的远近视辐射器的功率大小而定，功率大者距离远，反之则近。但不论功率大小均以患者舒适的温热感为准。每次 15~30 分钟，一般每日 1 次，根据需要也可一日 2~3 次。③局部药物涂布配合红外线照射法：治疗时将需用的中、西药物酊剂、糊剂涂敷于局部皮肤上，然后再行红外线照射。④红外线温针疗法：在我国医学针刺的基础上附加红外线照射。金属针是热的良导体，红外线的热能可经针传到经络穴位的深部。适用于各种宜行灸治的虚证、寒证。⑤远红外线穴位照射法：应用特制的小型长波红外线辐射器，辐射头直径为 2~3 厘米。治疗时将辐射头直接接触于有关穴位，本法近似于灸法。

热射线疗法治疗颈椎病的机制：①扩张血管，加快血流，改善血液循环和淋巴回流，加强组织营养，促进细胞再生，消除慢性炎症；②降低肌肉的张力和神经的兴奋性，解除痉挛，从而缓解疼痛；③减轻粘连，软化疤痕，促进与颈椎病有关的各种运动器官功能的恢复；④促进吸收，减轻肿胀，促使组织内张力下降，达到镇痛目的。

 小 贴 士

长波红外线可以透入角膜，短波红外线可达视网膜。因此，红外线可引起白内障和视网膜灼伤，使用时应注意保护眼睛，可用渍水的棉球或纱布盖于眼睛上面。照射时注意皮肤颜色的变化以防灼伤。

超短波疗法如何治疗颈椎病

超短波疗法又称超高频电场疗法，是应用波长 1~10 米、频率 30~300 兆赫的高变电磁场治疗疾病的方法。超短波疗法常用的治疗设备为国产超短波治疗机，波长有 6、7 及 7.7 米等几种。治疗颈椎病一般采用输出大功率的机器。

超短波疗法的常用治疗方法有三种。①双极法：又分为对置法和并置法，前者电场作用于较深的部位，后者电场作用于较浅层的部位。②单极法：多用小功率治疗机，治疗较浅在的病灶，治疗时单一电极置于治疗部位。③体腔治疗：用体腔电极（特制的玻璃电极）涂以消毒润滑剂，缓慢地送入体腔内（阴道、直肠），并以沙袋固定。

电极间隙：超短波治疗时应规定电极与皮肤之间距离（间隙）。用大功率机器，较大剂量，较深部位及大电极治疗时，间隙要适当增大，常用3~5厘米；用小功率机器，中、小剂量，较浅部位及中、小电极时，间隙应适当缩小，常用1厘米。

治疗时间和疗程：急性炎症时，从5~6分钟开始，可渐增到10~12分钟，每日一次，10次左右为一疗程；于慢性炎症时，每次12~15分钟，每日一次，15~24次为一疗程。

超短波疗法治疗颈椎病的机制：①利用超短波机械振动的压力变化，可以增强细胞膜通透性，提高组织细胞代谢，促进骨痂生长，增强细胞的活力和再生能力；②利用超短波产热作用升高组织温度，可使组织充血，渗透性增高，加强组织细胞的生化反应，改善局部组织血液循环和营养，促进水肿吸收和炎症消散；③超短波能加速或抑制化学反应，使很多酶活化，并使组织酸碱度发生变化，减轻炎症，降低神经兴奋性和传导速度，从而达到缓解或抑制疼痛的目的。

小贴士

治疗前须将患者局部皮肤上的汗液、伤口或窦道内的渗出物和液体擦干，以免电场能量集中引起灼伤；对敏感器官、急性病变应给予小剂量；对慢性病变可给予较大剂量；应根据病变范围选择大小相宜的电极，电极面积应稍大于病灶；关于体内金属异物问题，据动物实验和临床观察，小剂量均未发现灼伤。

"神灯疗法"如何治疗颈椎病

"神灯疗法"又称特定电磁波疗法，是利用特定电磁波治疗疾病的一种物理疗法。

"神灯疗法"治疗颈椎病的机制在于：①其温热作用可引起血管扩张充血，加速血流，能消炎、消肿、促进渗出物的吸收和消散，由于血流加速，血液循环得到改善，局部组织的营养状况亦随之改善，同时由于组织升温，细胞的生化反应加速，从而提高组织的新陈代谢和促进组织细胞的再生，有利于损伤组织修复；②由于消炎、消肿，解除肿胀对神经末梢的压迫，从而使疼痛得以缓解或消除。

治疗时，应充分暴露治疗部位。保护眼睛，避免辐射伤害。治疗温度不可过高，皮肤感觉灼热时应及时地调整辐射板与治疗部位间的照射距离，以防灼伤组织。

> **小 贴 士**
>
> "神灯疗法"所用治疗设备为 TDP（特定电磁波）辐射器，该仪器有一个特殊的电磁波辐射板，在热、电的作用下，能辐射出一种与生物体辐射的波长相近似的稳定电磁波，当用它辐射人体一定部位时，与人体辐射波相遇，产生一种"共感效应"，加上 TDP 辐射器的温热效应，而起到治疗作用。

磁疗法如何治疗颈椎病

磁疗法是使用磁场作用于身体以治疗疾病的一种物理疗法，也是一种十分古老的自然疗法，古代中医文献中有不少关于磁疗法的论述，包括内服、吸治和敷贴等方法。

磁疗法的治疗设备有永磁材料制品、旋转磁疗机、磁颤摩机、电磁感应治疗机、磁水器等品种。磁疗的方法颇多，比较常用的有穴位磁疗法、磁按摩法、交变磁场疗法、磁电综合疗法、磁针疗法、磁水疗法等。分别简介如下。

(1) 静磁场疗法　是将恒定不变的磁场块贴近体表进行治疗的方法。敷磁法分直接与间接敷磁法。

直接敷贴法：将磁片或磁球用胶布固定在选定的穴位或病灶上。可在多个穴位或病灶上多点进行，每隔 3~5 天检查或更换穴（点）后继续贴敷。敷贴时用 S 极或 N 极贴接皮肤均可。

间接磁带法：将多个磁片装置在金属带或布带上做成磁带，常用的有磁腕带、腰带、绷带、项链等。治疗时将磁带缚在体表穴位或病灶上，可整日或睡眠时佩戴。

(2) 脉冲或脉动磁场法（动磁法）　是在静磁法基础上发展起来的治疗方法。直流电脉冲感应磁疗机、磁颤摩机等均可产生脉冲或电动磁场，其电极有南北之分，两极可在同一磁头，治疗时将磁头放置于局部进行。还有一种装置是两极分开一定距离，治疗时将肢体或躯干患部置于两极之间进行。磁极表面的磁场强度可以调节大小，最高可达 1 000 毫特，视治疗的需要进行选择。每次治疗时间一般是 15~30 分钟。

(3) 交变磁场疗法　一般采用频率为 5~10 赫的低频交变磁场，常用电磁感应机进行。治疗时选择适合的磁头放置在穴位或患部，磁头的表面磁场强度可以调节。常用 30~150 毫特，每次治疗 20~30 分钟。治疗时磁头可发热，治疗时间较长时更明显，应注意防止烫伤。

(4) 磁电综合疗法　将某些低频电流或中频电流与静磁场联合应用。常用感应电流，中频电流或与刺激电疗法结合应用。治疗方法同电疗法，只是用两个或多对电极，电极不是用铅板或金属板，而是用磁片代替。治疗时磁片电极接通电流，操作方法同各电疗法。

(5) 磁针疗法　指敷贴法与针灸的耳针或皮内针同时联合应用的

治疗方法。将耳针或皮内针埋置妥当后，在针尾露出皮肤部分放置一磁片用胶布固定后，按敷贴法的操作方法治疗。

（6）磁水疗法　将生活用水以适当的速度流经一定的磁场（磁水器）处理后的水，称磁处理水。治疗时患者每日饮用 2000~3000 毫升，早晨空腹时饮用疗效较好，服用 3~6 个月为一疗程。磁水以当日磁化、当天饮用为佳。

磁疗法治疗颈椎病的机制，有关专家总结为以下几点。①镇痛作用：大量病例在临床实践中证明磁场有较好的镇痛作用，磁场作用可提高人体痛觉阈值，其镇痛作用可能与磁场降低末梢神经的兴奋性及阻滞感觉神经的传导，改善局部血液循环，加快炎症渗出物的吸收消散，缓解神经末梢的压迫，以及使一些缓激肽，5-羟色胺等致痛化学介质发生某些变化有关。②消肿作用：磁场对人体作用可使细胞膜的通透性增加，微循环得到改善，促进局部血液循环而起到消肿作用。③消炎作用：磁场对组织的生物物理和生物化学方面的影响，可改善血液循环和促进新陈代谢等而有消炎作用。④镇静作用：大量临床病例发现磁场对中枢神经系统的机能有抑制作用，能改善睡眠状态，延长睡眠时间，缓解肌肉痉挛。

 如何牵引治疗颈椎病

颈椎牵引疗法可治疗颈椎关节错位及椎体增生、退行性病变等，是颈椎病自我治疗中较为常用且疗效确切的一种治疗方法。

按照牵引体位可把颈椎牵引分为坐位牵引和卧位牵引两种；按牵引时间可分间断牵引和持续牵引；按牵引重量可分小重量牵引和大重量牵引。一般患者常用的颈椎牵引为坐位小重量间断牵引和卧位小重量持续牵引两种。

牵引时将枕领带套在患者的枕部和下颌部，再把枕领带两端套在牵引弓的两端，以防止布带夹痛头部皮肤，系于牵引弓上的蜡绳通过头顶上方的滑轮改变牵引方向，便于悬挂重量。

坐位牵引时患者端坐于牵引架下，双手置于膝盖上。卧位牵引的患者仰卧于床上，床头需要抬高20~30厘米，以防止患者向牵引方向移动。

间断牵引每日进行1~2次，每次60分钟，适宜于病情较轻的患者，并适合于工作间隙时进行。

持续牵引采用仰卧位牵引，一般情况下以24小时连续牵引为好，也可每天牵引6~8小时，或白天牵引，晚上休息。适宜于病情严重影响生活和工作者。

小 贴 士

所谓小重量牵引是指牵引重量从2千克开始，逐渐增加牵引重量，一般不超过7~9千克。大重量牵引是指借颈椎牵引将患者悬空做快速间断牵引，是一种专门技术，要求较高，临床一般慎用。

✦ 自我牵引疗法对颈椎病有疗效吗

自我牵引疗法是指在家庭、单位办公室、宿舍内进行的一种牵引方法。这种方法设备简单、安全、可自行操作，一般不会发生意外。自我牵引疗法可以使被牵引部位处于相对固定状态。牵引过程中，患者头部处于平衡状态下，不仅运动幅度有限，而且其列线处于正常状态，不需要顾虑椎体间关节扭曲、松动或变位。

在牵引作用下，患处椎间隙逐渐被牵开约至1~3毫米，可有利于突出物还纳。早期轻型患者，往往可出现患节扭曲、旋转、梯形变等各种列线不正等异常情况，在牵引时，随着时间的延长，可逐渐恢复头颈部的生理曲线，但是骨关节已有器质性改变则不可能。颈型与根型颈椎病者，多伴有颈肌痉挛，引起疼痛和颈椎列线不正，通过自我牵引的作用可使该组肌群逐渐放松，如果再辅以热敷则收效更好。随着椎间关节的牵开，两侧狭窄的椎间孔亦可以同时牵开，从而可缓解其对神经根的压迫和刺激作用。

自我牵引疗法可使脑脊膜返回神经支及根管内的血管支减压。自我牵引疗法可缓解主要由于颈椎局部松动与变位引起的早期椎动脉曲折、狭窄及痉挛等现象。

✦ 如何进行坐位自我牵引治疗

坐位牵引法是自我牵引法中很常用的一种，经济实用而又简单易行。对于急性期、患节局部软组织、关节囊壁水肿、充血、渗出等可产生固定制动作用，使其迅速消解。

患者取坐位，距头高约 1 米处安一横杠，其上附有两个滑车，两滑车之间距离为 0.5 米，将布制枕颌牵引带套于患者的枕部及下颌部，左右两侧之前后叶缚在一起，将引绳之一端与牵引弓连接，通过两个滑轮后，另一端挂上所需重量，用一块木板（宽约 5 厘米，长度稍大于头颅之左右径）把牵引带之左右叶支撑开，以免夹紧头部、引起不适感。患者可坐在高低合适、座垫松软并带有靠背的椅子上。

牵引用具有：①枕颌牵引带，一般用双层白布制成；②牵引弓，和一般水桶上方之铁弓相似，可用粗铁丝弯折而成，中央有一向上的凸起，用以绑缚牵引绳，两端为钩状，用以固定及拴住牵引带；③牵引绳，长约 2.5 米，为减低摩擦阻力，表面最好上蜡；④滑轮，选用小巧灵活、一端带螺丝钉的医用滑轮两个。

牵引治疗最初几天，少数患者可有头晕、头胀或颈背部疲劳感，交感神经型和椎动脉型颈椎病患者更为多见。遇到这种情况，应该从小重量、短时间开始牵引，以后根据每个患者的具体情况，逐渐增加牵引重量和延长牵引时间。个别患者不能耐受牵引治疗，应更换治疗方法。少数患者在牵引后，症状反而加重，可能是由于牵引重量对神经血管的刺激或压迫所致，这时应终止牵引。牵引过程中如颈部皮肤有炎性（刺激性）反应，可在局部垫以棉垫或泡沫海棉以缓解压力。

◆ 坐位自我牵引疗法有哪些注意事项

颈椎牵引时要注意以下事项。

（1）颈部周围皮肤红肿、热痛或有炎症者，患有骨结核、骨肿瘤、严重的心脑血管疾病、肺气肿、急性肝炎、肾炎及年龄过大、身体虚弱者不宜作牵引治疗。

（2）轻症患者可采用间断牵引。即每日 1~3 次，每次半小时至 1 小时。重症患者可持续牵引，每日牵引 6~8 小时。牵引重量由 3~4 千克开始，逐渐增加到 5~6 千克。以后则可根据患者年龄、性别、体质、颈部肌肉发育情况以及患者对牵引治疗的反应等，适当增减牵引重量和延长缩短牵引时间。疗程则可根据牵引重量而定。小重量牵引一般 30 次为一疗程。如果有效，可继续牵引 1~2 个疗程或更长。两个疗程之间应休息 7~10 天。

（3）骨折片移入椎管致脊髓卡压者绝对禁用牵引疗法。

（4）牵引力应随时调整，以颈部无疼痛不适，颌面、耳、颞部无明显压迫感为宜。切忌牵引过度，即牵引重量不宜太大，或牵引时间不宜过长，否则会引起颌部软组织损伤，甚至引起脊髓、神经根、椎动脉的牵引刺激而加重病情，导致截瘫。

（5）牵引结束后，因牵引力突然消失，往往会出现颈部不适感觉，此时应扶住坐椅站起片刻，令牵引力逐渐减弱后再行走活动。

在进行牵引治疗的同时，如果能配合其他治疗措施，则可提高疗效。如，理疗与牵引同时进行或理疗后立即进行牵引，牵引后立即戴上围领等。

如何进行卧位自我牵引治疗

患者仰卧于床上，于床头安装一个滑轮，将布枕颌牵引带置于患者的枕部及下颌部，牵引绳一端与枕颌牵引带连接，另一端通过滑轮连接牵引重量，同时将床头抬高大约 1 厘米，以防止患者沿牵引方向移动，枕头高低应与牵引力线相一致。

除坐位牵引所述各有关事项外，还应注意，年迈、反应迟钝、呼吸功能不全及全身状态虚弱患者不宜睡眠时作牵引，以免引起呼吸道梗阻或颈动脉窦反射性心跳停止。在饱腹下牵引不仅不利于消化，而且也影响呼吸及心血管功能。每一疗程也以 3~4 周为宜。

何谓大重量牵引法

大重量牵引法是近年流行的一种简便疗法。它是利用接近体重的重量来对患者头颈部作短时间牵引，以恢复颈椎列线及椎间隙宽度，使向椎间隙后缘突出之髓核还纳，而达到对脊髓、脊神经及滋养血管的减压作用。但该牵引是一种专门技术，要求操作者不仅掌握牵引疗法，还应具有颈椎病的基本知识，未经严格训练者不宜单独进行，否则可造成操作失误或发生意外。

对大多数患者说来，可采用一般牵引装置，附加一弹簧秤或压力计，于牵引过程中根据需要增加牵引重量。一般在 20 千克以内为妥，持续时间不宜超过 1 分半钟。要随时注意在牵引过程中有无不良反应。间隔半分钟到 1 分钟后再次牵引，如此重复 3~5 次。

大重量牵引疗法适宜于以下一些情况。①对于因椎节不稳、髓核突出或脱出而造成的根性颈椎病以及症状波动较大的根性颈椎病，用此法治疗效果最佳。②对由于椎节不稳或髓核突出等造成脊髓前方沟动脉受压的脊髓型颈椎病疗效较佳；但此型颈椎病操作中易出现意外或加重病情，故应由有经验者掌握，并密切观察锥体束症状变化，一旦恶化则应立即中止。③对于以钩椎关节不稳或以不稳为主伴有骨质增生所致的椎动脉供血不全的椎动脉型颈椎病疗效佳。④年老体弱者，颈椎骨质有破坏性病变或全身有急性炎症，尤其是咽喉部有炎症者，以及凡牵引后症状加重者，如落枕（颈部扭伤）、心血管疾患等都不宜应用此法。⑤对于拟行手术之患者，由于大重量牵引后易引起颈椎椎旁肌群及韧带松弛，以致可能造成手术后内固定物或植入骨块滑出故也不宜使用，对于枕颈或寰枢不稳定者虽有效果，但掌握不当可引起致命后果，故无临床经验者也不宜使用。

> **小 贴 士**
>
> 　　在操作大重量牵引法前，应常规拍摄颈椎正侧位 X 光片，以排除其他病变，并便于治疗前后的对比观察。如发现牵引后症状加重应立即中断牵引，尤其出现 X 光片上椎体前阴影增宽者，表示已对前纵韧带造成损伤，要立即停止牵引。

✦ 落枕以后应如何治疗

　　落枕的治疗方法很多，一般与颈椎病的治疗方法相仿。因为落枕是急性起病，仅为单纯性肌肉痉挛，本身有自愈的趋向。所以，只要及时采取治疗措施，症状是可以很快消失的。

　　对于落枕后是否用牵引疗法，目前有不同的观点。

　　落枕的物理疗法主要为电兴奋疗法。将一电极置于痛点，另一极置于其周围，电极间距 2~3 厘米。治疗后，患者作头部运动数分钟。每日 1~2 次，数日即可痊愈。亦可用局部照射、局部旋磁疗法及局部冷疗法或湿热敷法治疗。

　　此外，也可用针灸疗法。取患侧悬钟穴，强刺激手法；或局部取大柱、肩中俞穴，中、强刺激，针后加灸，每日 1 次，2~3 次即可痊愈。用 1%普鲁卡因 5 毫升作痛点封闭，也可使症状消失或缓解。

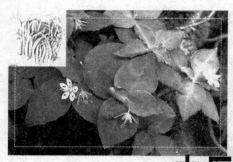
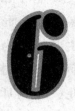

中医防治颈椎病

 中医如何认识颈椎病

颈椎病属于中医的"痹证"、"痿证"、"头痛"、"眩晕"、"项强"等范畴。多由劳损外伤、风寒外袭、肝血肾精虚弱、筋骨失于濡养、营卫气血和脏腑经络功能失调等病因，造成局部气血阻滞，经络不通而发病。临床辨证分型大多分为太阳经督脉型、痹证型、血瘀气滞型、痰瘀交阻型、气血两虚型和肝肾不足型等六型。

（1）**太阳经督脉型** 主要症状为头项肩背疼痛，颈项强硬，四肢酸疼麻木，尤以上肢为甚，双手无力，屈伸不利，肌肤麻木，头痛头重，甚至出现大小便功能障碍，出汗或无汗，全身怕冷，恶风，苔多薄白或白腻，舌质淡红或紫暗，脉浮缓或浮紧。由于感受风寒湿邪，出现头项肩背疼痛，颈项强硬，肢体酸痛麻木为太阳经督脉型特点，苔薄白或白腻，舌质淡红或紫暗，脉浮缓或浮紧为本证型的诊断要点。

（2）**痹证型** 主要症状为头颈肩背和四肢疼痛，串痛麻木，项背拘急，活动受限，颈部压缩、串痛、可触及条索状物，上肢沉重、无力、麻木或有肌肉萎缩，手指屈伸不利、指端麻木不知痛痒，或有头部沉重，胸部发闷、纳呆等症状。舌质正常或发暗，脉沉弦或迟。病程较长，太阳经，督脉及其他经脉受累者，以头、颈、肩、背和四肢疼痛，项背拘急，发冷疼痛，舌质正常或发暗为本证型诊断要点。

（3）**气滞血瘀型** 主要症状为头颈肩背和四肢疼痛麻木，其痛多为刺痛，固定不移，夜间尤甚。指端麻木，紫绀，肢体无力或拘挛，抽痛，并可发生头晕眼花，耳鸣耳聋，胸闷胸痛，失眠健忘，烦躁惊厥，甚至面色无华，肌肉萎缩，发枯甲错，舌质紫暗或有瘀点、瘀斑为本证型的诊断要点。

（4）**痰瘀交阻型** 主要症状为头颈肩背疼痛，眩晕恶心，胸脘满闷，心悸不宁。转颈时症状加重，甚至神昏摔倒。身重乏力、四肢麻木，可同时兼有头重如裹，咽喉梗塞不利，呕吐，腹胀，饮食不香或有耳鸣耳聋，视物模糊，肌肉萎缩，口干口苦，烦躁等。舌暗胖，苔腻或黄腻，脉弦滑或细涩。头颈肩背疼痛，眩晕恶心，胸脘满闷，甚至神昏摔倒等痰瘀表现为本证型诊断要点。

（5）**气血两虚型** 主要症状为头颈肩背痛，肢体麻木无力，肌肉拘挛，形体消瘦，纳呆，便溏，腹胀，神疲乏力，少气懒言，自汗，面色苍白或萎黄，心悸，失眠，头昏，视物模糊，舌淡而嫩，脉弦细弱。头颈肩背疼痛，肢体麻木无力，气虚和血虚症状并存，舌淡而嫩，脉弦细弱为本证型的诊断要点。

（6）**肝肾不足型** 主要症状为头颈肩背疼痛，肢体麻木无力，头昏眼花，耳鸣耳聋，头脑空胀，面部烘热，颧红盗汗，口燥咽干，牙齿松动，失眠多梦，急躁易怒，腰膝酸软，抬举无力，活动牵强，拘挛，筋惕肉瞤，头摇身颤，行走不稳，甚至瘫痪。此外可有小便淋漓，次数增多或二便失禁，大便无力，便秘，阳痿或四肢浮肿，肢端发凉，畏寒神靡等。舌体瘦或舌质红绛，少苔或无苔，脉沉细。头颈肩背疼痛，四肢麻木，头昏眼花，腰膝酸软，以肝肾不足为主要表现，舌体瘦或舌质红绛，少苔或无苔，脉沉细为本证型的诊断要点。

治疗颈椎病的中药方有哪些

宣痹通络汤 羌活、仙灵脾、姜黄、白芥子、当归、毛冬青各 10 克，黄芪、葛根各 15 克~30 克。风湿热痹型去当归、黄芪，酌加黄柏、桑枝、苍术、防己、薏苡仁；风寒湿痹型酌加桂枝、细辛、制川乌、制草乌、川芎、木瓜；痰瘀阻络型酌加法半夏、制南星、竹茹、橘络、石菖蒲、乳香、没药；肝肾亏损型酌加桑寄生、川断、杜仲、枸杞子、旱莲草、女贞子；头痛酌加白芷、白蒺藜等。水煎，日 1 剂，分 2~3 次温服，14 天为 1 疗程，连续治疗 3 个疗程。具有宣痹通络，祛痰化瘀，补益气血的功效。适宜于颈椎病。

舒筋活血汤 当归、川芎、红花、桃仁各 10 克，桂枝 10~15 克，葛根 15~20 克，赤芍 15~20 克，白芍 20~30 克，丹参 20 克，陈皮 12 克，甘草 2~3 克。疼痛甚者加灵仙 20 克；头晕者加菖蒲 12 克。每日 1 剂，水煎 2 次，共 500 毫升分 2 次服。10 剂为一疗程。具有解肌祛风，活血止痛的功效。适宜于神经根型颈椎病。

活血通络汤 天麻、制蜈蚣、僵蚕、钩藤各 10 克。局部僵硬者加蜂房、皂角刺、甲珠、地龙；瘀血内阻者加赤芍、红花、白芍；颈项强痛者加葛根、北细辛；阳虚形寒、倦怠乏力者加黄芪、鹿角片、熟地；阴虚口干者加麦冬、龟板、知母、黄柏；手指酸麻者加豨莶草、小胡麻、桑枝。水煎，每日 1 剂，分 2 次服。同时配合外治：每日做颈椎（枕颌带）牵引后，外用舒筋药酒涂搽患处，用手法按摩颈、肩背部，外用舒活散（由六月雪、千里香、川乌、草乌、甘松、苏木等组成）加热贴敷患处，2 日换药 1 次，10 次为一疗程。具有通经络，活气血的功效。适宜于神经根型颈椎病。

葛根二藤汤 葛根 30~60 克，鸡血藤 30~60 克，钩藤 10~20 克。眩晕泛恶苔白腻者加天麻、白术、清半夏、茯苓各 10 克；苔黄腻者加竹茹、橘红、枳实各 10 克；枕部头痛加川芎、羌活各 10 克；颈项痛重加僵蚕 10 克；巅顶痛加藁本 10 克；头昏不清加菖蒲、菊花各 10 克；双侧头痛加川芎、蔓荆子各 10 克；额痛连目眶者加白芷 10 克；头部久痛或有外伤史者酌加全蝎 10 克，蜈蚣 1~2 条；颈肩挛急疼痛加白芍 30 克，甘草、姜黄各 10 克；背胀痛加羌活、姜黄、白术各 10 克；胸痛及背者加丹参 15 克，瓜蒌 30 克，薤白 10 克；手臂痛麻者加桑枝 15~30 克，伸筋草 15~30 克；臂痛不举者加土鳖虫、地龙各 10 克；颈椎骨质增生者加威灵仙 20 克或穿山甲 10~15 克；肢冷畏寒背凉者选加桂枝、淫羊藿、肉苁蓉、鹿角霜各 10 克。每日 1 剂，水煎两遍混匀，早晚分服。15 天为一疗程，症状消失后继服一个疗程。具有活血、解痉、宣痹的功效。适宜于颈椎病。

桃红葛根汤　桃仁、红花、当归、川芎、地龙、土鳖虫各 10 克，葛根、白芍、鳖甲（先煎）、海风藤各 30 克，生地、党参、黄芪、灵仙各 15 克，丹参 20 克。水煎，日 1 剂，取清水 500 毫升浸泡上药 30 分钟，然后小火煎至 200 毫升，分 2~3 次温服，10 天为一疗程。同时配用手法治疗，每 3 天行单人旋转复位法，5~6 次为一疗程。具有活血化瘀，益气补血，祛风除湿的功效。适宜于颈椎病。

活血祛风汤　葛根、丹参各 30 克，川芎、红花、川木瓜、白芷、灵仙、香附、元胡各 15 克，桂枝 10 克。疼痛较重者，加三七粉 3 克（冲服）；头晕、头痛，加生龙骨、生牡蛎、珍珠母各 15 克；肢体麻木，加全虫、乌梢蛇各 15 克，蜈蚣 3 条；失眠、多梦，加炒柏子仁、炒酸枣仁、夜交藤、合欢皮各 15 克；心悸闷气，加瓜蒌、薤白、广木香各 15 克，青陈皮各 12 克；气虚四肢无力，加生黄芪 30 克，党参 15 克。水煎服，每日 1 剂。具有活血化瘀，通络止痛，祛风除湿的功效。适宜于神经根型颈椎病。

葛根通络汤　煨葛根 30~60 克，山萸肉、制附子、杜仲、细辛、地鳖虫各 10 克，桂枝、当归、羌活、独活各 15 克，鸡血藤、川牛膝、赤芍各 30 克，甘草 5 克。瘀血阻络加川芎、制乳香、制没药各 10 克；痰阻经络加姜半夏、炒白术、天麻各 15 克，生龙牡 30 克。水煎，每日 1 剂，分 2~3 次温服。药渣再加食醋 100 毫升，加热用布包好，放在颈部热敷，1 日数次。15 天为一疗程，一般 1~3 疗程。具有散风祛湿，活血通络的功效。适宜于颈椎病。

白芍葛根汤 白芍 30 克，葛根 20 克，炙麻黄 3 克，桂枝 9 克，甘草 3 克。肢体麻木较甚，加全蝎、桑枝；病久，上肢活动受限，加桃仁、红花；颈背疼痛较剧，加羌活、制乳香、制没药；头晕头痛，失眠多梦，加天麻、川芎、地龙。水煎，每日 1 剂，分 2~3 次温服，5 剂为一疗程，可连服 5~8 疗程。具有养血润筋，通络除痹的功效。适宜于痹证型颈椎病。

✦ 哪些单验方可治颈椎病

（1）用葛根、黑豆、蛇蜕、黑芝麻、白参、鹿茸、熟地、黄芪、核桃、枸杞、甘草、白酒各适量。药浸酒内 1 个月，每服 15 克，一日 2 次，一个月为一疗程。

（2）用川芎、荆芥、白芷、羌活、防风、细辛、薄荷、甘草、茶叶各适量，加水浓煎成浸膏，每服 2 克，一日 3 次，两个月为一疗程。

（3）将葛根 130 克，骨碎补、白芍各 90 克、鸡血藤、巴戟天各 80 克、当归、羌活、桂枝各 60 克，炮山甲、乳香、没药、蛇 3 条，药研细末，水泛为丸，每服 6 克，一日 3 次，温开水送下，一剂为一疗程。

（4）用白芍 240 克，伸筋草 90 克，葛根、桃仁、红花、乳香、没药各 60 克，甘草 30 克，药研细末水泛为丸，每服 3 克。一日 3 次，一个月为一疗程。

✦ 颈椎病患者如何推拿治疗

推拿疗法为临床治疗神经根型、椎动脉型和交感神经型颈椎病的有效自然疗法。

(1) 颈神经根型

手法：点拨、滚、按、揉、摇、拔伸。

部位及取穴：患侧颈项肩背及上肢为主，取肩中俞、秉风、曲垣、天宗、手三里、大杼、风池、尺泽、合谷、内关、外关。

操作姿势：患者取坐位或卧位，先用滚、揉、按法顺肌纤维对痉挛肌肉进行放松，注意用力的方向要与肌纤维平行，并随肌纤维走向改变。然后用接触面小的点拨法对准压痛点进行拨动，消除压痛点，再从点到面进行按摩治疗。

(2) 脊髓型

手法：滚、按、揉、摇、搓、点、拿、抖。

部位及取穴：上肢、下肢、颈及腰臀部为主，取风池、风府、肩中俞、肩外俞、秉风、天宗、曲池、手三里、尺泽、少海、极泉、大椎、大杼、合谷、内关、臀中、环跳、风市、阳陵泉、足三里、三阴交、解溪、涌泉、腰阳关、命门、肾俞。

操作姿势：患者坐位，用滚、按、摇、点、拿、抖，先在上肢进行治疗，以放松上肢肌肉，解除痉挛，活血通络；患者俯卧，再用滚、揉、搓、抖、点、拿法施于下肢，放松下肢肌肉痉挛。然后用摇、扳及拔伸法活动四肢关节，预防关节挛缩畸形。

(3) 椎动脉型

手法：五指拿、推、揉、按、抹、滚、点、拿法。

部位及取穴：头部颈项及上肢为主，取百会、头维、风池、风府、印堂、太阳、攒竹、率谷、丝竹空、神庭、山根、肩井、肩中俞、天宗、肩内俞、手三里、尺泽、内关、合谷。

操作姿势：患者取坐位，先用五指拿、推、抹、揉、按头颈督脉及太阳、少阳经诸穴，从头及面部用推抹、揉治疗，再用滚、按、点、拿法于颈部及上肢治疗，最后用抹矫法治疗颈部，促进椎动脉血液循环。

(4) 颈部软组织型

手法：滚、推、点、按、揉、拿、搓。

部位及取穴：颈项部为主，取风池、风府、大椎、肩井、肩中俞、秉风、天宗。

操作姿势：患者坐位，先用滚法施于颈项、肩及上背部，再用推、点、拿、按、揉法于颈项压痛点处，放松颈、肩背部肌肉，解除痉挛，最后用双手搓法施于颈部，以舒筋活血，解除疼痛。

推拿治疗颈椎病要注意什么

● 手法治疗时力求轻巧、稳重、柔和、准确。因为颈椎病患者大多数为中老年人，体质较弱，在手法治疗时，应注意性别、年龄差异。如男性体强力大，耐受力较强，手法宜稍重；女性体质弱，耐受力较差，手法宜稍轻；老年人气血虚弱，肌肉无力，血管硬化，手法宜柔和、轻巧、准确、力到患部；年轻人则血旺气足，活动力大，手法宜沉稳、准确，力到患部深处。特别是颈椎骨关节错位的患者，手法整复更要轻巧准确。

● 注意患者脉搏，观察患者的血液循环有无障碍。

● 注意患者的呼吸，观察患者的呼吸强弱。

● 注意患者的体温，检查患者的体温。注意患者的血压，若血压低、脉搏无力时，手法即应停止。手法治疗前要明确诊断，注意反应，按顺序由远端到近端或循经取穴。

● 白喉及各种急性传染病、颈椎结核、肿瘤、骨髓炎、颈部皮肤病、精神病、极度疲乏、饥饿或酒醉以及孕妇等忌用手法推拿。

● 推拿疗法不适用于脊髓型颈椎病。

● 推拿疗法对颈椎病并发颈椎骨质破坏性疾病（如结核、肿瘤等）一律忌用。

● 对颈椎病并发心脑血管疾病和眩晕较重者忌用。

颈椎病患者如何做足底自我推拿

　　足底推拿疗法是中医推拿学的有机组成部分，是以现代生物全息学说和传统经络学说为理论依据的治疗方法。现代生物全息医学认为，任取人体某一局部，均完整地排列着全身相关的组织器官的反应点，局部是整体的缩影，足部是人体最敏感的"全息胚"。人体各脏腑、器官在足部均有规律地排列着相应的反射区。通过推拿足部反射区，可以调节相关脏腑、器官的功能，从而达到治疗疾病的目的。

　　操作方法为先在施术的反射区涂擦医用凡士林油，以使皮肤润滑，手法深透，避免皮肤破损。然后采用拇指平推法，即以拇指指面着力于治疗部位，朝向心脏方向或向心与逆心各半用力推进。在推进过程中，可在反射区域内做缓和的按揉动作。每个施治反射区推治次数为连续 100 次，每次治疗的时间双足不应少于 20 分钟。每日 1 次。术后饮温开水一杯。推拿的反射区为颈、颈椎、尾骨、肩、斜方肌等。其位置如下：

- **颈**　位于两足指趾根部；
- **颈椎**　位于两足拇趾内侧第二节趾骨处；
- **尾骨**　位于两足跟骨内外侧；
- **肩**　两足底外侧、小趾骨外缘趾关节处；
- **斜方肌**　两足底、2~5 趾根部下方。

颈椎病患者头痛如何推拿

　　击百会　患者端坐位。医生一手托住颈后部，另一手以手掌或手指部（手屈曲，以食、中指的指端着力）轻轻叩击头顶的正中部位（即百会穴所在之处）10~20 次。动作应均匀有力，但不宜太重，着力点有踏实之感。此法对颈椎病所引起的头顶部疼痛、头胀、记忆力下降、失眠等都有明显治疗作用。

梳头皮 患者坐位或俯卧位。医生双手自然分开，微微屈曲，由患者的前额向枕后部梳动（类似日常生活中的梳头动作）。在梳动时，指尖用力，动作由小及大，由轻及重，由慢及快，双手同时或交替进行，重复 20~30 次。梳头皮除了能治疗颈椎病所致的头昏、头痛、心慌烦躁外，还是一种日常的保健措施。经常以梳或手梳头，可改善头部的血液循环，增强神经功能，有清醒头目等作用。

推拿前额 患者坐位。医生一手扶住其头后部，另一手掌覆盖在其前额上，自左向右或自右向左均匀地推拿前额及两侧颞部。要求用力均匀，边摩边按，亦可配以揉法，反复 5~10 次。每当按至两侧头发边缘时，用力应稍大。此法用于治疗颈椎病出现的头痛、头昏、眼睛发胀等。患者也可自己用单手四指指端掌面进行推拿，边按边揉边推摩，有清利头目的作用。

按揉鬓发 患者坐卧（卧位时，患侧在上）。医生一手扶住其头顶，另一手伸直以四指自鬓发下端开始，沿鬓发向上揉按，反复 10~20 次。此法用于治疗颈椎病引起的偏头痛，伴有耳鸣、听力下降等。

推枕后 患者或坐或卧位。医生站立于其后，用双拇指罗纹面着力，自上而下，由外向内（用力稍大），直至推到风府穴处为止；再揉按风府穴片刻（风府穴位于颈后正中线上，人发际一寸处），如此重复 3~5 次。医生也可以双拇指罗纹面用力，自风府穴向百会穴上推，在风府、百会穴处，稍许加大按揉力量，如此反复 3~5 次。此法用于治疗颈椎病引起的头后痛、颈项痛、颈部活动不灵活等。

按揉太阳穴 患者坐或仰卧位。医生位于其旁，以拇指揉按太阳穴（眉毛后方的凹陷处），做环形按揉，边按边揉，约 1 分钟。此法用于治疗颈椎病引起的头痛，尤对偏头痛、眼胀、眼痛、眼花为宜。

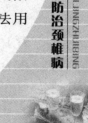

颈椎病患者眩晕如何推拿

推揉颈肌　患者坐位（体质虚弱者亦可取俯卧位）。医生位于其身后，用双手环抱其颈部（四指在颈前、颈侧轻轻扶持，拇指位于颈后），以拇指罗纹面着力轻轻按揉，先自下而上，再自上而下，重复来回 10~20 次，以患者自觉颈后肌肉舒松为度。

拿颈肌　患者坐位。医生位于其旁，以左手扶其头，右手拇指和其余四指分别位于颈椎两侧，拿捏颈肌，一张一弛，重复 10~20 次，以颈部皮肤潮红为度。

振耳　患者仰卧或坐位。医生位于其后方，以双手掌的根部分别堵按患者的左右耳部，然后作轻轻地有节律地按抖 2~5 次，此法对颈椎病引起的眩晕、耳鸣、耳聋，以及对耳部本身的病变均有一定治疗作用。

揉睛明　睛明穴位于眼的内眦上 0.5 厘米处（即眼内角上方）。揉睛明，即以拇指的罗纹面按住该穴位，做环形揉动 20~30 次，力量由轻及大。

抹眼球及其周围　患者坐位。医生立于其后，以双拇指按压太阳穴，双手的食、中两指分别从鼻根部开始，沿眼眶的上下缘及眼球抹动，如此重复 5~10 次。

颈椎病患者上肢疼痛、麻木如何推拿

点按肩井　此法治疗颈椎病引起的肩部附近（肩膀、颈椎、上臂）的酸痛、不适，抬肩不便等最为适合，极为有效，也最常用。常配合上肢的其他穴位，并结合其他方法联合运用。

叩击肩背　患者坐位。医生握拳，以侧拳（亦可用掌根）轻轻叩击其肩上、肩后、肩胛、背部，大范围连续叩击数百次。本法要求用力均匀、有力。多用于颈椎病引起的肩部酸痛不适。

按揉肩周 患者坐位。医生先以手掌在肩关节周围做大范围的推拿，使肩部肌肉舒松，再以拇指在肩关节周围（肩前、肩上、肩后部）点按，每处点按约 30 分钟，至肩部有酸胀感为度。本法是治疗肩臂疼痛最有效的方法。

拿臂肌 患者坐位或仰卧位，肘关节微屈。医生一手握住患者的手腕，另一手拇指与其余四指自上而下拿捏上肢的每块肌肉，一张一弛，重复 2~3 次。这对颈椎病引起的上肢疼痛、运动不便、麻木颇为有效。

按曲池 患者坐位或卧位。医生以一手拇指点按曲池穴（曲池穴位于肘关节外侧，肘横纹的顶点），另一手握住患腕，做肘关节微微活动。当患者肘部有酸胀感，甚至向前臂放散时即可。此法可重复进行 10~20 次。对颈椎病引起的肘关节部位的疼痛、酸胀，及关节拘挛均有良好的治疗作用。

掐虎口 患者坐位。医生以拇指掐住其虎口穴，边按边揉，用力不宜过大，至局部出现酸胀为度，达 20~30 次。这对颈椎病引起的拇指、食指及前臂的疼痛、麻木、酸胀和无力尤为有效。虎口部位是合谷穴所在处。

按劳宫 医生以拇指按压劳宫穴（劳宫穴位于手掌中，无名指和中指屈曲，中指尖端所指的部位），边点按、边揉，用力宜大，反复20~40 次，至患者手指部出现酸胀为度。此法对颈椎病引起的中指部位（或其附近手指）的酸胀、屈伸不便、麻木尤为有效。劳宫穴也是日常保健穴位。

捻手指 医生以食指和拇两指捏持患者的手指，自根部向指端捻去，重复 3~5 次。这对颈椎病引起的手指麻木、疼痛、拘挛、屈伸不利有良好疗效。

抖上肢 患者坐位或仰卧位。医生以双手握住患者手掌的两侧

(相当于大小鱼际部位)，将患侧上肢做快速抖动。抖动的幅度由小到大，速度由慢及快。此法多用作颈椎病引起上肢不适治疗后的收功。

搓上臂　患者坐位。医生用双手掌夹持患者的上臂，自上而下搓动，重复 3~5 次。此法有放松肌肉的作用，也用作颈椎病治疗后的收功。

颈椎病患者耳鸣、耳聋、听力下降如何推拿

揉面颊　患者坐位。医生以四指自耳垂下方的面颊部位开始，均匀地绕过耳，经耳前至耳上，再至耳后，达耳垂，如此重复 3~5 次，用力适中。这种方法除了对耳鸣、耳聋、听力下降患者有益外，对颈椎病引起的偏头痛颇为有效。

按耳屏　耳屏前方的听会穴（听会穴位于耳前方，耳屏间切迹前方与下颌小头颈后方的凹陷处，此处可摸到颞浅动脉搏动）是治疗听力改变的主要穴位。在此处用拇指指端轻轻揉按 10~20 次；也可将两侧耳屏同时推压，堵住耳孔，一推一松，将推拿之力量继耳孔传至耳内，以发挥其振耳作用，对内耳器官也有良好的调节作用。

如何点穴治疗颈椎病

点穴疗法是患者用自己的双手在颈肩及全身的某些穴位上进行点、按、压、揉、叩、推、拿等手法进行自我治病的手法。点穴疗法对颈椎病患者有一定的治疗作用。

揉睛明（20~30 次），摩眼眶（从睛明穴向下，沿眼围摩 10 圈），按印堂（30 次），揉太阳（20~30 次），分推前额（10~20 遍），推迎香（沿鼻两侧上推 10~20 次），揉耳捏耳（30~40 次），推听宫（中指在耳前、食指在耳后，反复上推 20~30 次），指击头部（两手十指微屈，叩

击头部 40~50 次），揉百会（30~50 次），上推面颊（20~30 次），弹风池（两手掌抱于头后，掌心盖耳，食指重叠于中指之上，并反复滑下，弹风池 21 次，使耳内听到"咚咚"响声，也称鸣天鼓），揉擦大椎及肺俞（各 20 次），拿按肩井及肩髃（各 20~30 次），按揉尺泽、手三里（各 20 次），对拿外关及合谷（各 20 次），捻抹手指（每指 3 遍），擦上肢（内外侧各 5~7 遍），下肢还须拿按血海、阴阳陵泉、足三里、承山、三阴交（各 20~30 次），掌击下肢、搓下肢（各 7~10 次）。

颈椎病康复用自行点穴疗法除按以上常规循经点穴外，还可对局部疼痛敏感点进行重点点按。此外，还有上病下治的点穴法，如颈型颈椎病，可点承山穴，具体操作简介如下：用一手拇指或中指指腹按、点、振承山穴，另一手沿膀胱经轻捶引导感传（往往向大腿传导），以局部产生酸、胀、痛感并能忍受为度，同时由慢到快、幅度由小到大活动颈部。两穴（双侧）治疗 8~10 分钟，症状即明显减轻。一般先治健侧。加点按患者风池、肩井等穴 4 分钟。一般 3~8 次可治愈，轻症可 1 次治愈。

点穴疗法是根据中医经络学说的理论确立的，其理论指导与针灸疗法基本相同。此法疗效高，方法简便安全，便于患者接受。

小 贴 士

中医认为人体一旦有所损伤，经络气血循行则受阻，因而在经络通路上便出现异常敏感点，即压痛点。运用不同的手法按其压痛点，则能通经络，调和气血，从而达到治病的目的。故施术者必须熟悉经络的循行路线和穴位的主治作用，才能运用自如。

✦ 颈椎病患者如何进行针刺治疗

针刺疗法用于颈椎病，多采用循经取穴、局部取穴与经外奇穴相结合，可消除或减轻颈椎病所引起的头痛头晕、颈部酸痛、活动不便、耳鸣、上肢麻木及神经功能障碍等症状。

(1) **颈型颈椎病** 风池、大椎、天柱、玉枕、大杼（以上穴位采用补的手法）；肩井、颈椎夹脊、手三里、合谷、列缺（以上穴位采用泻的手法）。

(2) **脊髓型颈椎病** 百会、风池、后顶、足三里（以上穴位采用补的手法）；委中、后溪、大椎、涌泉（以上穴位采用泻的手法）。

(3) **椎动脉型颈椎病** 大椎、风池、大杼、足三里等（以上穴位采用补的手法）；玉枕、丰隆、合谷、颈椎夹脊等（以上穴位采用泻的手法）。

(4) **神经根型颈椎病** 大椎、风池、阳陵泉、大杼等（以上穴位采用补的手法）；肩髃、合谷、手三里、委中等（以上穴位采用泻的手法）。

(5) **交感神经型颈椎病** 风府、风池、内关、列缺等（以上穴位采用补的手法）；颈椎夹脊、大椎、后顶、合谷、涌泉等（以上穴位采用泻的手法）。

(6) **创伤型颈椎病** 大杼、风门、风池、百会等（以上穴位采用补的手法）；风府、手三里、合谷、委中、阳陵泉等（以上穴位采用泻的手法）。

(7) **延髓型颈椎病** 大椎、风池、风府、阳陵泉（以上穴位采用补的手法）；大杼、天柱、合谷、丰隆等（以上穴位采用泻的手法）。

(8) **混合型颈椎病** 根据混合兼有的类型分别参考以上各类型的穴位进行处方配穴。

✦ 针刺治疗颈椎病要注意什么

● **选择适合的针具** 现在多选用不锈钢针具。应根据患者的体型胖瘦、病情轻重、体质强弱和所取穴位所在的具体部位选择长短、粗细适宜的针具。如体壮、形肥、针刺部位肌肉丰满者可选用稍粗稍长的毫针；体弱、形瘦、针刺部位肌肉较浅者应选用较短较细的毫针。

● **选择适当的体位** 适当的针刺体位，有利于正确取穴和施术，还可防止晕针、滞针和弯针。精神紧张、年老体弱及血压较高的患者宜采取卧位，不宜采用坐位。

● **严格消毒** 穴位局部可用75%酒精棉球从里向外绕圈擦拭。施术者的手要用肥皂水洗刷干净，然后用75%酒精棉球擦拭。针具可用纱布包扎，放在高压蒸汽锅内灭菌。应做到一穴一针，若能使用一次性针具更佳。

● 掌握正确的针刺角度、方向和深度，可增加针感，提高疗效，防止发生意外情况。

● 过于劳累、饥饿和精神紧张者应等恢复正常后再进行针刺。

颈椎病患者如何进行耳针治疗

耳穴诊断颈椎病是通过望诊，并根据耳穴压痛和触摸方法进行的。有颈椎病的患者通过望诊可发现，颈椎穴呈结节状或珠状、条索状或高低不平的隆起，有症状时呈点状红晕或暗红色的色泽改变。部分患者呈片状增厚，边缘红晕。根据其反应部位可区别颈椎病的病变部位。触诊时在颈椎穴可及结节状或珠状、条索状物，有明显压痛，有时肾穴也有压痛。一般说来，根型颈椎病以结节、压痛多见，椎动脉型颈椎病以潮红隆起或条索为主，脊髓型颈椎病以褐色质硬隆起为特征。

耳针治疗目前常用的方法是压丸法。即选用质地坚硬而光滑的小粒药粒，如王不留行籽、六神丸等。先用酒精消毒皮肤，找准穴位，用贴有胶布的贴压物贴敷穴位，并按压数分钟，待耳廓有发热、胀、放散等类似针感时即可。贴压期间每日自行按压2~3次，每次1~2分钟。5 天更换一次。常选的穴位有枕、脑点、肾、脑干、交感、内分泌、肾上腺、神门、颈椎穴。

颈椎病患者如何进行艾灸治疗

艾灸疗法是借助艾叶的药理作用及燃烧时火的热力，给人体以温热刺激，通过相关经络及腧穴起到强身健体、治疗疾病的目的，是一种外治的自然疗法，可单独治疗某些疾病，多与针刺疗法相配合，针、灸并用，治疗多种疾病。艾灸疗法用于治疗疾病的历史十分悠久，灸法所用材料，最初是运用燃烧的树枝来熏灼身体的一定部位，后来才发展为选用艾绒，并逐步形成了如今的艾灸疗法。

艾灸疗法治疗颈椎病的机制是：①温经散寒，舒筋活络：通过艾灸的温热刺激和艾叶的散寒功效，达到温经通络，散寒除湿，舒筋活络作用；②活血祛痹，温通经络：通过艾灸的热力和药力作用于颈部及相关穴位，起到活血化瘀，祛痹通经作用；③行气止痛，改善症状：通过艾灸，芳香气味及药力，起到行气消瘀，制止或减轻疼痛，改善颈椎病自觉症状的作用。

艾灸治疗颈椎病的方法。

取穴 主穴颈椎夹脊穴（奇穴）、压痛点（阿是穴）、大椎、肩髃、曲池、足三里、大杼等；配穴：参照本节治疗颈椎病常用穴位。

方法 每次选用主穴 3 个、配穴 3 个，将市售艾条的一端燃着，先靠近穴位的皮肤，然后慢慢抬高，直到患者感到有温热感，比较舒服时便固定在这一位置，连续熏灸 5~10 分钟，至穴位局部皮肤发红为度，每天灸 1 次，10 天为一疗程；也可循经络走行灸烤，一般每次 15~20 分钟，每天 1 次，10 天为一疗程。艾灸疗法的另一种疗法是取市售艾绒，捏制成圆锥状，放在生姜片上点燃，吹去明火，灸痛点或穴位上，每处 1~3 壮，每次灸 2~3 处。

注意勿让燃烧的艾条或艾绒及残灰掉落在周围皮肤及衣服、床单上，以免发生烫伤或引起火灾。

颈椎病患者如何进行拔罐治疗

拔罐疗法是以罐为工具，借热力排除罐内空气，使罐中形成负压，吸附在体表皮肤部位，造成局部充血、瘀血以治疗某些疾病的一种疗法。

可采用拔火罐与拔药罐、竹罐法方法等。

(1) 拔火罐

取穴：大椎、肩井、大杼、颈椎夹脊（奇穴）。

治法：每次选用3穴，选用针刺或用皮肤针叩打局部，使皮肤发红并有少许渗血点，然后拔火罐，以拔出少量血迹为度。

(2) 拔药罐

取穴：大椎、肩髃、风门、颈椎夹脊（奇穴）。

治法：将竹罐置于煎煮沸的中草药活血化瘀之剂锅内，浸泡3分钟后取出并甩净，拔于上述穴位7~8分钟后取下。每日1次，10次为一疗程。

(3) 竹罐法

取穴：风池、大杼、风门、肩井、天宗、曲池等穴位。

治法：用加工过的不同口径的竹罐放在煮沸的热水锅内2~3分钟后取出，迅速放在体表部位上，留罐7~8分钟，使局部皮肤出现瘀血或充血，每日1次，10次为一疗程。

拔罐的注意事项：①应选择适当的体位，拔罐过程中不能移动体位，以免火罐脱落打碎；②应用闪光法拔罐时，应避免酒精滴下烫伤皮肤；③应用水罐法拔罐时，应甩去罐中的热水，以免烫伤患者的皮肤；④应用刺络拔罐时，出血量以每次总量不超过10毫升为宜；⑤

应用针罐时，须避免将针撞压入深处，造成损伤，尤其在胸背部要慎用；⑥坐罐时，注意掌握时间的长短，以免起泡；⑦起罐时，以指腹按压罐旁皮肤，待空气进入罐中，即可取下，切忌用力硬拔；⑧皮肤有过敏、溃疡及大血管部位不宜拔罐，孕妇腹部腰骶部须禁用。

✦ 贴敷疗法是如何治疗颈椎病的

贴敷疗法属于药物外治方法中的一种常用的方法，将药物通过加工后制成膏药及软膏，外贴在颈椎及相关穴位上，发挥治疗作用，具有简单、方便、有效的特点，很受颈椎病患者欢迎。

不论是外贴硬膏剂还是软膏剂或软膏，中医认为均具有活血、消肿、消炎、止痛、舒筋、通络、温经、散寒、祛风、除湿作用；近代研究表明，颈椎病的外贴疗法可使局部血管扩张，血液循环加速，从而改善颈部组织的营养而达到消炎退肿的功效；膏药及软膏敷贴在颈椎处，可使局部产生较高的药物浓度，不仅可作用于颈部组织，还可通过局部血管及淋巴管进入体循环而产生全身性的药理作用；颈椎及其软组织损伤后通过膏药或软膏的贴敷，可减轻损伤局部的炎症性反应，促使上皮细胞的生长和组织修复。

对于各型颈椎病、损伤后局部瘀血、结聚肿痛，或复感寒湿之邪、气血凝滞所致颈肩拘挛、酸胀肿痛，贴敷疗法简便易行，有一定疗效。

对氧化锌有过敏史者忌外贴胶布膏药。贴膏药部位出现皮肤瘙痒、起丘疹等反应者应暂停使用膏药外贴。变质霉变的外敷软膏不宜使用。每次换药前需将原软膏擦洗干净。

✦ 何谓颈椎病的热熨疗法

这种治疗是将一些中草药或其他传热材料，先进行加热，再用棉布包裹好，在病变部位或穴位处，来回往返移动，以治疗颈椎病。

（1）**蚕沙熨法** 取晚蚕沙500克，黄酒100克，和匀浸泡后放入锅内炒热，然后分成两份，分别用白布包好，轮换在颈部、肩背部及疼痛处往返热熨，达15~30分钟。此对颈椎病引起的颈、肩、背、臂部疼痛、麻木及颈部活动不便、强硬均有良好疗效。

（2）**盐熨法** 取食盐250~500克，放在锅内急火爆炒，加热后用白纸包裹，外层再用白布扎紧，在颈、背、肩部不停地移动，历时10~20分钟。亦可同时作局部按摩治疗。在胸部及腹部（尤其肚脐部）以热盐熨烫有温中散寒的作用，对颈椎病引起的腹胀、腹痛、消化不良、大便稀溏等较为适宜。

（3）**水熨法** 用热水袋或盐水瓶装上热水，盖紧塞子，外裹毛巾，放到颈背部热熨，或在患部往返移动以达到治疗目的。仰卧位时，可将盛满热水的盐水瓶外裹枕巾，或将热水袋盛满热水平铺于枕头之上，枕于颈部。用盐水瓶治疗时，可发挥圆柱形枕对颈椎的牵引及热熨双重作用；用热水袋治疗时，可发挥哑铃状枕对颈椎的保健作用及热熨双重作用，同时，热水袋内水的流动，也可对颈部有按摩作用。运用热疗时，水温不要太高，以免熟睡时引起烫伤。

（4）**砖熨法** 把洗净晾干的建筑用砖两块用火烤热，分别用毛巾（如果能在毛巾上洒少许食醋，效果更好）包好放置患处，作往返移动热熨，历时15~30分钟。注意砖的温度不能太高，以免烫伤皮肤。

（5）**摩掌热熨** 患者将两手掌相对，作快速摩擦，使之发热，然后迅速将手掌扣于颈项部进行热熨。这种方法不需任何没备，操作极为简单，可随时随地进行，而且还可与颈部的自我按摩同时进行。因手掌摩擦所产生的热力有限，因此其热熨效果不明显。

颈椎病患者如何进行药浴治疗

药浴在我国有着悠久的历史，运用药浴治疗疾病是中医的特色之一。颈椎病患者由于各自的表现不同，病情轻重有别，其药浴有：沐洗法、浸洗法、熏洗法、冲洗、擦洗、淋洗、蒸洗之别，临床上要合理用药，灵活运用。下面介绍几种常用的药浴方法。

（1）生姜50~100克，切成薄片，放入500~1 000毫升热水中浸泡片刻，待姜汁泡出后，以洁净的纱布蘸取药汁在头颈、肩背等疼痛部位进行反复擦洗，也可直接用浸泡的姜片在患处擦洗。擦洗以患者感到舒适为度，每次15~30分钟，每天1~2次即可。因生姜辛辣刺激的作用，擦洗后，可改善患处的血液循环，促进气血流通，对颈椎病引起的头痛、颈项部疼痛、上肢疼痛、麻木及活动不便均有治疗作用。

（2）艾叶250克，加水1 000~1 500毫升，煎煮取汁后，放入适量的温水中（盆内或浴池内），进行全身擦洗，每日1次，能改善全身的血液循环，促进新陈代谢，对颈椎病引起的周身困倦无力、肢体疼痛、沉重等，均有明显的改善作用。也可用艾叶煎煮的药汁对局部进行药浴治疗，即在药汁不烫手时，用洁净的毛巾浸泡于其中，并用毛巾在颈、肩、背及上肢部位反复擦洗数分钟，待水温下降后，再进行全身浸泡，这种方式的治疗可将擦洗时的手法、温水热疗及药物的作用共同结合起来。

（3）苍术100克，艾叶300克，羌活200克，防风200克，加水1 000~1 500毫升，煎水取汁后，以毛巾蘸药汁在颈、肩、背诸疼痛部位进行擦洗，待水温下降后，再以药汁将患肢浸润。每次治疗10~30分钟，每天1~2次。对颈椎病引起的上肢疼痛、沉重、麻木、无力、活动不灵等有良好的治疗作用。

（4）海桐皮50克，桂枝30克，海风藤50克，路路通50克，加水1 000~1 500毫升，煎煮取汁，待温度下降后，用毛巾或纱布蘸取药汁对颈、肩、背等病变部位擦洗，同时配合按揉治疗，每次治疗15~30分钟，每日1~2次。为使药物更好地发挥作用，可将上述诸药相混合后，研末，以布包裹后再放入水中煎煮，使药汁充分浸出。如果症状以上肢为明显者，可将上述药汁（乘热）倒入木桶内，将患肢置于桶口，外用棉垫覆盖，先以其蒸汽对肢体进行熏蒸（注意不要烫伤），待水温下降后，再予以浸泡。如果病变以下肢为主者，可用药汁浸泡下肢或足，每日 1~2 次，每次 15~20 分钟。

（5）夏枯草 50 克，桑叶 20 克，菊花 20 克，加水 1 000~1 500 毫升，煎煮取汁后，将药汁倒入脚盆内，待水温下降后，将双足置于水中浸泡，同时双足相互搓揉，以促进气血流通。每日治疗 1~2 次，每次治疗 10~15 分钟。适宜于颈椎病引起的头晕、目眩、头痛、耳鸣。

（6）黄芪 150 克，麻黄根 150 克，白术 100 克，防风 100 克，艾叶 100 克，加水 1 000~1 500 毫升，煎煮 30 分钟，将药汁倒入浴池内（池内的水温应适当，水量以能浸润全身为度），进行全身浸泡，每日 1~2 次，每次约半小时，用于颈椎病引起的汗多等。

◆ 颈椎病患者如何进行药枕治疗

药枕疗法是将药物经过整理加工或炮制之后，装入枕心之中，或直接做成薄型药袋置于普通枕头上，睡时枕用的一种外治方法，为一种颇受颈椎病患者欢迎的自然疗法。

药枕用于颈椎病的种类通常有三种。一是布式药枕：用棉布、纱布包裹药物，缝制成药枕。优点是松软、暖和、药物易于挥发，但使用寿命较短。布式药枕为最常用的品种。二是薄型药枕：用布质材料或毛巾缝制成薄型药袋，装入药物，置于普通枕头上。优点是节省药材，更换方便，药物更易挥发。三是囊式药枕：将药物装入塑料或囊袋中供睡卧时枕用。

药枕的制作方法如下。①花类、叶类药物必须充分晾晒，搓成碎末；根茎、木本、藤类药物必须充分晾晒或烘干，粉碎成粗末后使用；矿物质、角质类药物必须打碎成米粒状碎块，或加工成粉状后使用；种子类药物必须去除灰尘，或清洗后晒干使用；芳香含挥发油一类的药物，一般不需加工炮制，可直接混入其他药末中使用。②药枕用布宜选用松、柔、薄、透气性能良好的棉布、纱布，以利于药物的挥发，不用化纤、尼龙、的确良等类的布料。③药枕底层枕心可加垫塑料布一块，以防止药物渗漏，弄脏床单。④一般药枕的长度为60~90厘米，宽度为20~35厘米，也可根据各人的爱好和需求，制成各种形状及大小的药枕。

治疗颈椎病药枕验方有以下几个。

验方一　艾叶、野菊花、薄荷、威灵仙各60克，同研成粗末，制成药枕。另以丁香、冰片各10克，粉碎成细粉，混匀，用布袋制成香料袋，置于枕心中。

验方二　香附、官桂、川芎、晚蚕砂各10克，同研成粗末，制成药枕。另以山奈、荜茇、冰片各6克，研成细粉，混匀，装入香料袋中，置于枕心。

验方三　通草300克，川芎、白芷各100克，菊花200克，红花50克，石菖蒲80克。将上药研成粗粉，混合均匀后制成药枕。

验方四　羌活120克，豨莶草150克，葛根80克，麻黄、防风各90克，桑枝100克。将上药研成粗粉，混合均匀后制成药枕。

附录 1 常用骨度分寸表

分部	部位起止点	度数	度量法	说明
头面	前发际至后发际	12寸	直寸	如前后发际不明从眉心量至大椎18寸，眉心至前发际3寸，大椎至后发际3寸
	两耳后完骨(乳突)之间	9寸	横寸	与额部左右头维穴间距相当；用以度量头面部横寸
颈项	后发际	2.5寸	直寸	取穴法作3寸
	喉结至天突穴	4寸	直寸	即喉头至胸骨上切迹
胸腹肋	天突穴至歧骨	9寸	直寸	即胸骨上切迹至胸剑联合；胸肋部取穴度量，一般根据肋骨计算，每一肋骨或上下两肋间折作1寸6分
	歧骨至脐中	8寸	直寸	用于上腹部定穴
	脐中至横骨上廉(耻骨联合上缘)	5寸	直寸	用于下腹部定穴
	两乳头之间	8寸	横寸	用于胸腹部横量；女性以两缺盆穴间距代替
	腋以下至季胁	12寸	直寸	季胁指11肋端
	季胁以下至髀枢	9寸	直寸	即11肋端至股骨大转子上
背腰	大椎以下至尾椎	21椎	直量	背部腧穴根据脊椎定位；两肩胛骨下角平第7胸椎棘突，两髂嵴平第4腰椎棘突
	两肩胛骨脊柱缘之间	6寸	横寸	
上肢部	腋前纹头至肘横纹	9寸	直寸	用于手三阴、手三阳经的取穴定位
	肘横纹至腕横纹	12寸		
下肢部	横骨上廉至内辅骨上廉(股骨内髁上缘)	18寸	直寸	用于足三阴经的取穴定位
	内辅骨下廉(胫骨内髁下缘)至内踝高点	13寸		
	髀枢至膝中	19寸		用于足三阳经的取穴定位；膝中的水平:前面相当于犊鼻穴，后面相当于委中穴
	臀横纹至膝中	14寸		
	膝中至外踝高点	16寸		
	外踝高点至足底	3寸		

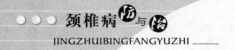

附录2　头面、躯干部常用穴位定位表

穴名	定位
印堂	在额部,当两眉头之中间
太阳	在颞部,当眉梢与目外眦之间,向后约一横指的凹陷处
神庭	在头部,当前发际正中直上 0.5 寸
百会	在头部,当前发际正中直上 5 寸,或两耳尖连线的中点处
玉枕	在后头部,当后发际正中直上 2.5 寸,旁开 1.3 寸,平枕外隆凸上缘的凹陷处
天柱	在项部,大筋(斜方肌)外缘之后发际凹陷中,约当后发际正中旁开 1.3 寸
膻中	在胸部,当前正中线上,平第 4 肋间,两乳头连线的中点
神阙	在腹中部,脐中央
会阴	在会阴部,男性当阴囊根部与肛门连线的中点;女性当大阴唇后联合与肛门连线的中点
风府	在项部,当后发际正中直上 1 寸,枕外隆凸直下,两侧斜方肌之间的凹陷中
风池	在项部,当枕骨之下,与风府相平,胸锁乳突肌与斜方肌上端之间的凹陷处
大椎	在后正中线上,第 7 颈椎棘突下凹陷中
大杼	在背部,当第 1 胸椎棘突下,旁开 1.5 寸
风门	在背部,当第 2 胸椎棘突下,旁开 1.5 寸
肺俞	在背部,当第 3 胸椎棘突下,旁开 1.5 寸
肾俞	在腰部,当第 2 腰椎棘突下,旁开 1.5 寸
夹脊	在背腰部,当第 1 胸椎至第 5 腰椎棘突下两侧,后正中线旁开 0.5 寸
天宗	在肩胛部,当冈下窝中央凹陷处,与第 4 胸椎相平
秉风	在肩胛部,冈上窝中央,天宗直上,举臂有凹陷处
曲垣	在肩胛部,冈上窝内侧端,当臑俞与第 2 胸椎棘突连线的中点处
肩中俞	在背部,当第 7 颈椎棘突下,旁开 2 寸
肩外俞	在背部,当第 1 胸椎棘突下,旁开 3 寸
肩井	在肩上,前直乳中,当大椎与肩峰端连线的中点上

附录3　四肢部常用穴位定位表

穴名	定位
手三里	在前臂背面桡侧,当阳溪与曲池的连线上,肘横纹下3寸
内关	在前臂掌侧,当曲泽与大陵的连线上,腕横纹上2寸,掌长肌腱与桡侧腕屈肌腱之间
外关	在前臂背侧,当阳池与肘尖的连线上,腕背横纹上2寸,尺骨与桡骨之间
列缺	在前臂桡侧缘,桡骨茎突上方,腕横纹上1.5寸;当肱桡肌与拇长展肌腱之间
后溪	在手掌尺侧,微握拳,当小指本节(第5掌指关节)后的远侧掌横纹头赤白肉际
合谷	在手背,第1、2掌骨间,当第2掌骨桡侧的中点处
劳宫	在手掌心,当第2、3掌骨之间偏于第3掌骨,握拳屈指时中指尖处
委中	在腘横纹中点,当股二头肌腱与半腱肌腱的中间
承山	在小腿后面正中,委中与昆仑之间,当伸直小腿或足跟上提时,腓肠肌肌腹下出现的尖角凹陷处
风市	在大腿外侧部的中线处,当腘横纹上7寸,或直手垂时,中指尖处
阳陵泉	在小腿外侧,当腓骨头前下方凹陷处
阴陵泉	在小腿内侧,当胫骨内侧髁后下方凹陷处
血海	屈膝,在大腿内侧,髌底内侧端上2寸,当股四头肌内侧头的隆起处;或屈膝,医生以左手掌心按于患者右膝上缘,二至五指向上伸直,拇指约呈45°斜置,拇指尖下是穴,对侧取法仿此
足三里	在小腿前外侧,在犊鼻下3寸、距胫骨前缘一横指(中指)
三阴交	在小腿内侧,当足内踝尖上3寸,胫骨内侧缘后方
涌泉	在足底部,卷足时足前部凹陷处,约当足底2、3趾趾缝纹头端与足跟连线的前1/3与后2/3交点上